JN430775

대한민국
최고의 명의가
들려주는

# 전립선암

SNUH
서울대학교병원
Health+ 11

대한민국 최고의 명의가 들려주는

# 전립선암

초판 1쇄 발행 2015년 7월 30일
초판 5쇄 발행 2022년 7월 15일

**지은이** 김현회, 곽철, 정창욱

**펴낸곳** 서울대학교출판문화원
**주소** (08826) 서울 관악구 관악로 1
**도서주문** 02-889-4424, 02-880-7995
**홈페이지** www.snupress.com
**페이스북** @snupress1947
**인스타그램** @snupress
**이메일** snubook@snu.ac.kr
**출판등록** 제15-3호

ISBN 978-89-521-1668-0 04510
978-89-521-1498-3 (세트)

ⓒ 김현회, 곽철, 정창욱 · 2015
이 책은 저작권법에 의해서 보호를 받는 저작물이므로
무단 전재와 복제를 금합니다.

SNUH 서울대학교병원

Health+11

대한민국
최고의 명의가
들려주는

# 전립선암

김현회, 곽철, 정창욱
서울대학교병원 비뇨기과 교수

서울대학교출판문화원

첨단 지식정보화 사회에 들어 눈부신 의학발전에도 불구하고 여전히 병마와 싸우는 수많은 환자들이 있기에 우리는 한시라도 마음이 편할 수가 없습니다.

서울대학교병원 Health⁺시리즈는 정보의 홍수시대에 근거가 빈약한 의학정보가 무분별하게 난무하는 상황에서 의학적 근거와 기준을 제시하며 표준화된 건강정보를 제공하고자 발간되었습니다.

특히 이 책은 대한민국 암 발생률 1위인 위암을 시작으로 유방암, 간암, 췌장암 등 다양한 암 질환과 각종 질병까지 의료진이 오랜 기간 걸쳐 축적해 온 경험과 의학지식을 알기 쉽게 풀어가고 있습니다. 또한 각 질환별로 증상, 진단, 치료, 재활, 건강관리 등 환자들이 궁금해하는 점을 중심으로 일반인들도 이해하기 쉽게 구성되어 있습니다.

무엇보다 이 시리즈를 통해 서울대학교병원 최고 명의들이 건강과 질병에 대한 전문적 지식을 국민들과 함께 공유함으로써, 국가중앙병원으로서 국민건강관리의 올바른 방향을 제시하고 평생건강을 계획하고 관리하게 된 것은 정말 소중한 일이 아닐 수 없습니다.

이 책의 발간에 수고를 아끼지 않은 원고 집필 교수진과 서울대학교출판문화원 편집진에게 감사를 드리며, 이번 Health⁺ 시리즈 발간이 우리 모두의 건강한 미래를 밝히는 소중한 길잡이로서 국민 모두가 더욱 건강하고 행복한 삶을 영위해 나가는 뜻깊은 계기가 되기를 기대합니다.

2013년 8월 25일

서울대학교병원장 오 병 희

10년 전만 해도 전립선암은 우리나라에서는 드문 암이었다. 물론 20년 전에는 매우 드문 암이었고 진단과 치료도 어려웠다. 그러나 최근 들어서는 주변에서 전립선암 환자들을 자주 접할 수 있게 되었다. 실제로 2013년 발표된 2011년 국가암등록 통계를 보면, 전립선암은 연간 10만 명당 35.7명의 발생을 보여 남성 암 중 4위를 차지하였다. 또 그 증가 속도도 매우 빨라 연간 12.1%의 신환 증가를 보이며 갑상선암 다음으로 증가율이 높다. 현재의 증가 속도로 볼 때 수년 이내 남성 암 중 3위로 오를 가능성이 높고, 향후 우리나라에서도 서구와 유사하게 남성 암 중 1위를 차지할 가능성이 있다.

어떤 이유로 우리 나라에서도 전립선암이 이렇게 증가하고 있을까? 가족 중 전립선암으로 치료받은 사람이 있는데 나도 전립선암의 위험이 높지는 않을까? 최근 검사에서 전립선특이항원(PSA) 수치가 높게 나왔는데 전립선 조직검사를 받아야 하나? 전립선암은 비교적 순한 암이라고 들었는데 치료를 받게 되면 향후 예후가 어떨까? 전립선암은 치료 후 합병증이 생긴다는데 어떤 치료를 선택하는 게 좋을까? 등등 궁금한 점이 많을 것이다. 특히 전립선암이 진단된 가족이 있으면 더욱 그럴 것이다.

저자들은 이 책을 통해 이런 질문들에 대한 궁금증을 해결해 주고자 한다. 즉 전립선암이 의심되는 경우나 전립선암이 진단된 경우, 본인이나 가족들이 이 책을 통해 전립선암을 이해하고 치료 방법을 선택하고 극복하는 데 도움이 될 수 있을 것이다. 또한 이 책을 통해 일반인들이 전립선암에 대해 보다 잘 알게 된다면 조기 발견을 할 수 있고, 전립선암으로 사망하는 환자 수가 줄어들게 될 것이다.

향후 급격히 늘어날 것으로 보이는 전립선암에 보다 현명하게 대처하여 전립선암으로 고통받는 환자들이 없어지는 날이 하루빨리 오기를 기대하는 바이다.

대표저자 김현회(서울대학교병원 비뇨기과 교수)

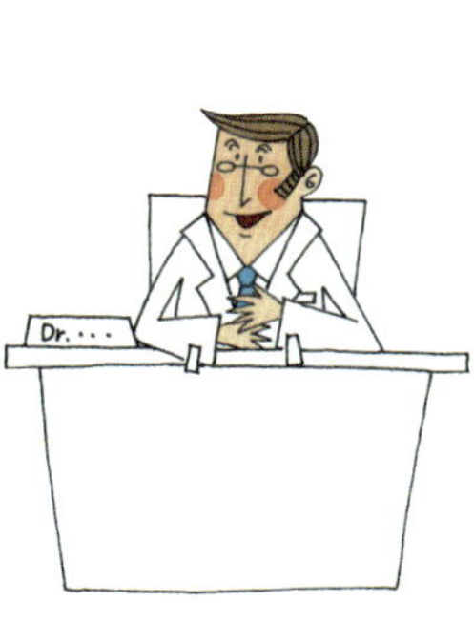
Dr. . . .

차 례



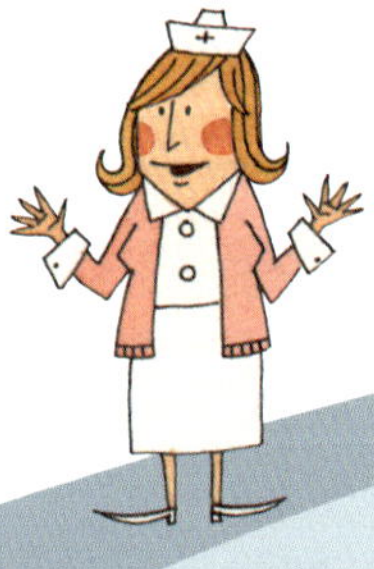

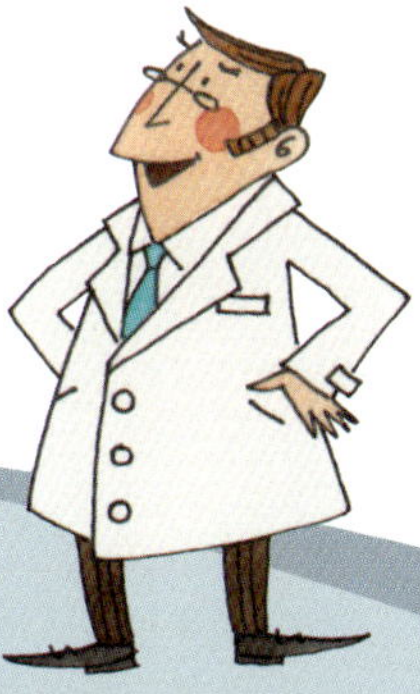

01

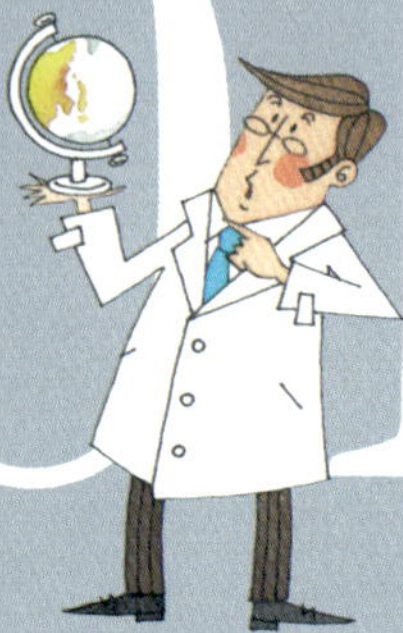

# 전립선암이란?

많은 사람들이 전립선암이라는 진단을 받으면 충격을 받거나 두려워한다. 하지만 전립선암이 어떤 병인지 알게 된다면 두려움을 느끼지 않을 수도 있다. 전립선암은 천천히 진행되는 암이며, 초기에 발견되었다면 완치가 가능하다. 또한 완치가 어려운 전립선암이라도 적절한 치료를 한다면 생명에 영향을 주지 않을 가능성이 높다.

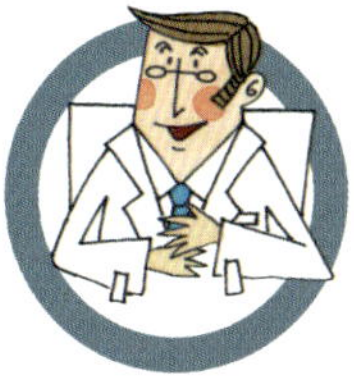

## 전립선이란?

전립선은 남자에게만 존재하는 생식 기관이다. 전립선(前立腺)은 '앞에 서 있는 분비샘'이란 뜻으로, 하복부 앞쪽에 세로로 서 있는 모양으로 위치하기 때문에 전립선 또는 전립샘이라고 불린다. 전립선은 생식을 돕는 장기로, 정액의 1/3 정도를 차지하는 전립선액을 분비한다. 전립선액은 정자의 기능을 도와주는 역할을 하며, 또한 정자에 영양분을 공급하고, 이온 농도와 산성도를 적절하게 유지하며, 세균 감염을 방지한다.

전립선은 골반 내부의 방광 아래쪽에 위치한다. 전립선 위쪽에는 방광, 아래쪽에는 요도 괄약근이 있으며, 전립선 뒤쪽에는 직장이 있다. 전립선은 방광 아래의 요도를 둘러싸고 있어 전립선에 둘러싸인 요도를 '전립선 요도'라고 부른다. 전립선

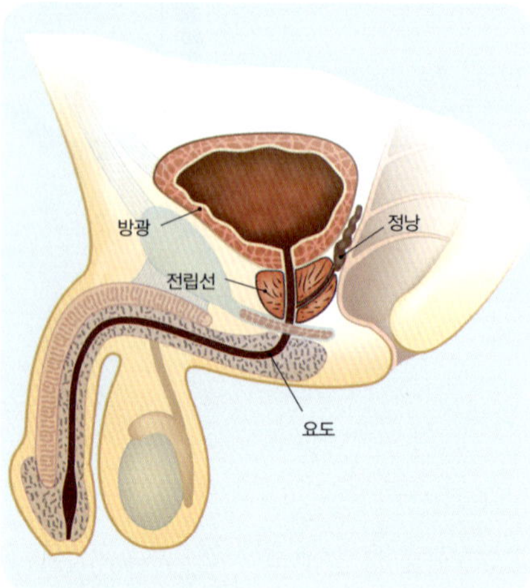


그림 1. 전립선의 위치

뒤쪽 윗부분에는 정액을 생산하고 보관하는 정낭이 위치한다. 성인의 정상 전립선의 크기는 호두 정도의 크기로 무게는 약 20g이다.

## 전립선의 해부학적 분류 및 질병 발생 부위

전립선은 해부학적으로 4개 구역으로 이루어져 있으며, 조직학적 성상에 따라 전방섬유근간질, 말초대, 중심대, 이행대로 분류된다. 이 중 말초대와 이행대가 중요하며, 말초대에는 전립선 분비 기능이 있는 세포들이 많이 존재하여 전립선암의 대부분이 이곳 말초대에서 발생한다. 전립선의 이행대는 전립선 비대증이 주로 발생하는 부위이다.

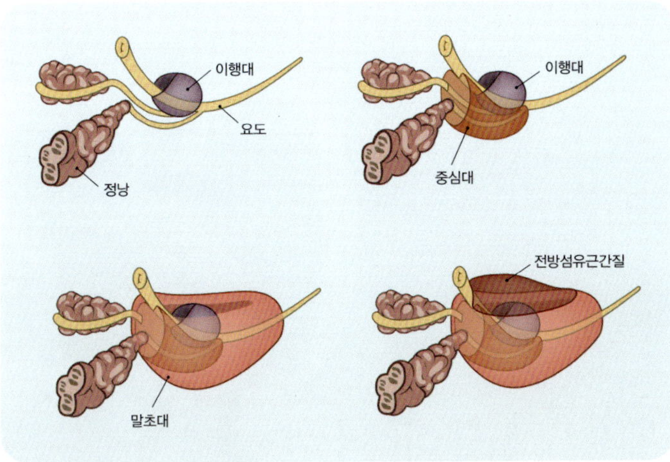


**그림 2. 전립선의 해부학적 분류**

## 전립선암이란?

전립선암이란 전립선에 발생한 악성 종양으로, 전립선 세포들이 통제되지 않고 지속적으로 증식하는 질환을 뜻한다. 전립선암은 일반적으로 천천히 자라는 특성이 있지만, 일부 전립선암의 경우 빠르게 성장하기도 한다. 전립선암은 처음에는 전립선 내부에서 자라나기 시작하지만, 치료를 받지 않을 경우 전립선 밖으로 자라나와 주변 조직을 침범하거나 다른 장기로 전이되기도 한다.

02

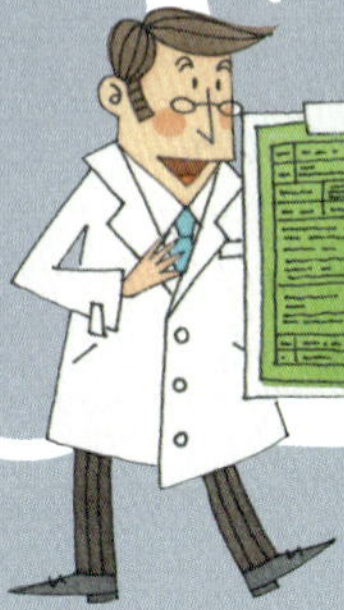

# 우리나라에서 전립선암은 어느 정도로 많을까?

전립선암은 미국의 경우 남성 암 중에서 발생률 1위이다. 우리나라에서는 과거에는 전립선암이 비교적 드물었지만, 서구화된 식습관에 따라 발생률이 꾸준히 증가하여, 2014년 현재 전립선암은 남성 암 중 발생률 5위이다. 이러한 추세라면 우리나라에서도 전립선암의 발생률이 더 올라갈 것으로 보인다.

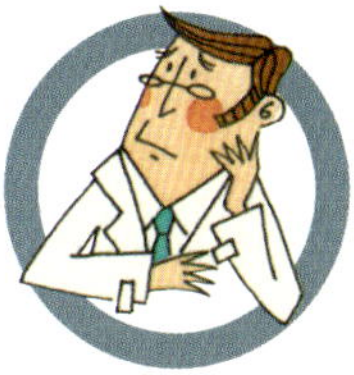

## 전립선암의 발생률

전립선암은 북미나 서구 유럽에서는 남성 암 중 발생률 1위이며, 암 사망률 2위를 차지하여 오래전부터 많은 관심의 대상이었다. 이와 달리 우리나라에서는 전립선암 발생률이 1989년에는 1.2%에 불과하였으나, 조기검진이 증가하면서부터 2001년에는 2.8%로 증가하였고, 이후 가파르게 상승하였다. 1996년 이후 전립선암은 남성 10대 암에 들기 시작했고, 2001년부터는 남성 6대 암에 진입하였다.

2013년에 발표된 중앙암등록본부 자료에 의하면, 2011년에 우리나라에서는 1년 동안 21만 8,017건의 암이 발생하였고, 그 중 전립선암은 8,952건 발생하여 전체 암 발생의 4.1%를 차지하였다. 이러한 발생률은 남녀 전체에서 7위에 해당하며, 남성에

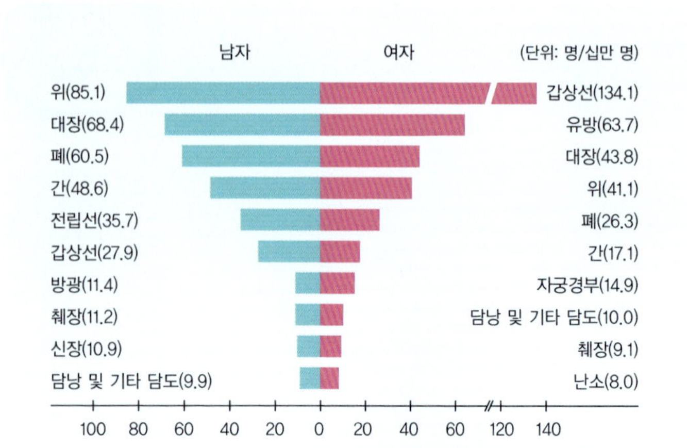


**그림 3. 성별 10대 암종 조발생률**

출처: 보건복지부(2013), 중앙암등록본부 2011년 국가암등록통계 참고자료

서는 5위를 차지하였다. 이러한 발생 빈도로 남녀 전체 인구 10만 명 중 17.9명이 전립선암으로 진단되었으며, 이는 남자인구 10만 명 중 35.7명에서 전립선암이 발생하고 있음을 의미한다.

전립선암은 50대 이후부터 급격히 증가하여 60~70대에 가장 많으며, 80대에는 다소 감소하는 양상을 보인다.

전립선암의 사망률은 1990년 0.5%에 불과하였으나, 2001년에는 1.6%로 남성 암 중에서 가장 높은 증가율을 보였다. 연령별로 보면, 전립선암으로 인한 사망자 수는 70대에서 가장 많고, 60대부터 급격하게 증가한다.

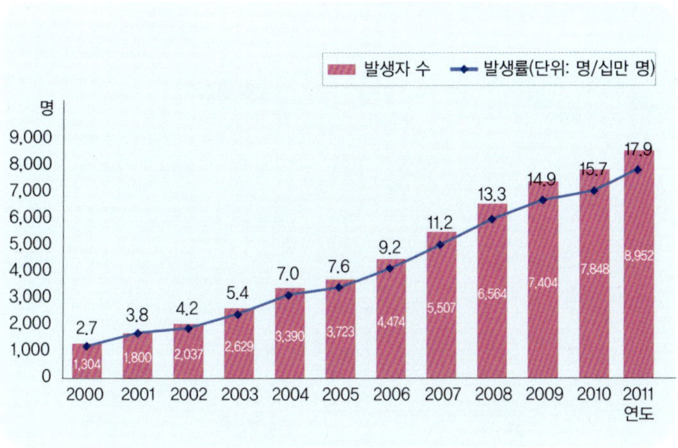


주: 발생자 수: 해당 연도에 전립선암으로 새로 진단된 실제 환자의 수
발생률: 남녀 전체 인구 십만 명 중 1년간 전립선암 조발생률

**그림 4. 전립선암 발생률의 증가 현황**

출처: 보건복지부(2013), 중앙암등록본부 2011년 국가암등록통계 참고자료

서구 사회에 비해 우리나라의 전립선암 발생률과 사망률은 아직 낮으나 현재 빠른 속도로 증가하고 있다. 이는 노인 인구가 증가하고 있고 생활양식이 서구화되어 자연발생률이 증가했을 뿐 아니라, 건강에 대한 관심 증가로 조기검진이 늘고 진단이 쉬워졌기 때문이다.

표 1. 남성의 주요 암 발생률 순위 국제 비교

(단위: 명/십만 명)

| 순위 | 한국(2011) | | 2012년 추정치 | | | | | |
|---|---|---|---|---|---|---|---|---|
| | | | 일본 | | 미국 | | 영국 | |
| – | 모든 암 | 328.1 | 모든 암 | 260.4 | 모든 암 | 335 | 모든 암 | 284.0 |
| 1 | 위 | 63.3 | 위 | 45.7 | 전립선 | 83.8 | 전립선 | 73.2 |
| 2 | 대장 | 51.4 | 대장 | 42.1 | 폐 | 49.5 | 대장 | 36.8 |
| 3 | 폐 | 46.0 | 폐 | 38.8 | 대장 | 34.1 | 폐 | 34.9 |
| 4 | 간 | 35.6 | 전립선 | 30.4 | 방광 | 21.1 | 피부의 악성 흑색종 | 13.7 |
| 5 | 전립선 | 27.4 | 간 | 14.6 | 피부의 악성 흑색종 | 16.3 | 비호지킨 림프종 | 11.9 |
| 6 | 갑상선 | 20.2 | 식도 | 11.1 | 신장 | 16.3 | 신장 | 10.9 |
| 7 | 방광 | 8.7 | 췌장 | 10.6 | 비호지킨 림프종 | 16.1 | 식도 | 10.0 |
| 8 | 췌장 | 8.5 | 방광 | 9.8 | 백혈병 | 12.1 | 백혈병 | 9.3 |
| 9 | 신장 | 8.1 | 비호지킨 림프종 | 7.9 | 간 | 8.0 | 방광 | 9.2 |
| 10 | 담낭 및 기타 담도 | 7.6 | 신장 | 7.8 | 췌장 | 7.4 | 췌장 | 6.8 |

출처: 보건복지부(2013), 중앙암등록본부 2011년 국가암등록통계 참고자료

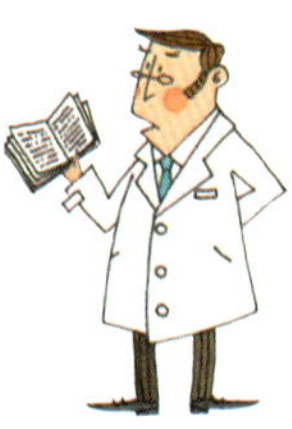

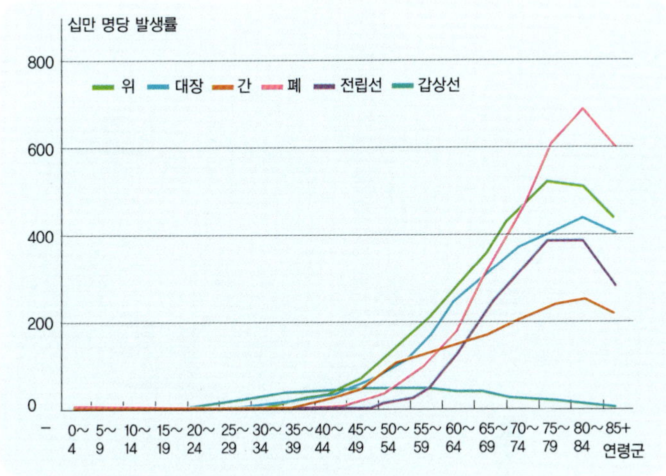


**그림 5. 남성의 주요 암종 연령군별 발생률**

출처: 보건복지부(2013), 중앙암등록본부 2011년 국가암등록통계 참고자료

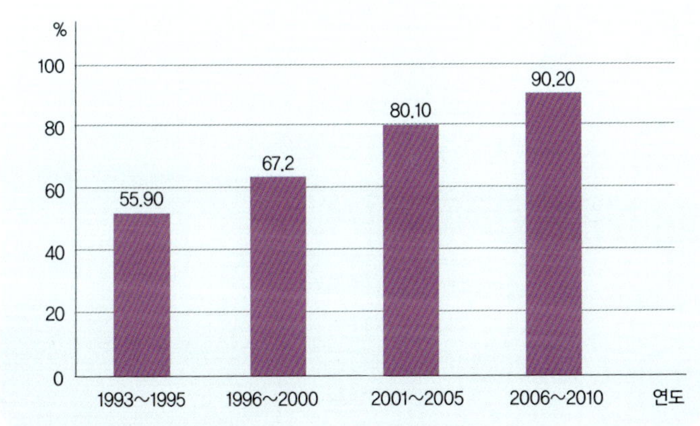


**그림 6. 전립선암 5년 생존율 추이**

출처: 보건복지부(2013), 중앙암등록본부 2011년 국가암등록통계 참고자료

03

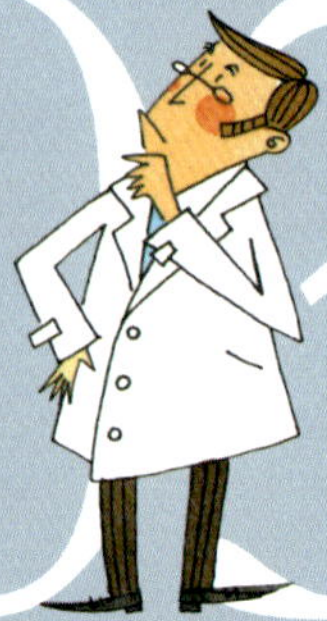

# 전립선암은 왜 생기나?

지금까지 알려진 전립선암의 위험인자에는 나이, 인종, 전립선암의 가족력, 지방섭취 등이 있다. 그러나 전립선암은 이 중 어느 한 가지 원인으로만 발생하기보다는 여러 인자들이 상호 작용해서 발생한다고 볼 수 있다.

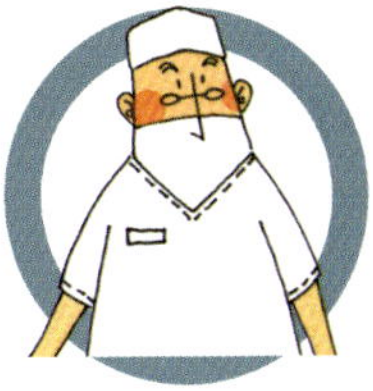

## 전립선암의 위험인자

전립선암이 왜 발생하는지 그 위험인자에 대해서는 명확하게 알려져 있지 않지만, 여러 가지 요소들이 상호 작용하여 전립선암 발생에 관여하는 것으로 추정된다.

## 나이

나이는 전립선암의 가장 중요한 위험인자로 추정되고 있다. 전립선암의 발생은 나이에 비례하여 증가한다. 최근 우리나라의 인구 구조가 급격히 고령화 사회로 진행되어 전립선암의 중요성이 더욱 부각되고 있다. 우리나라에서도 전립선암 발생률은 연령의 증가에 따라 급격히 높아지는데, 40대에서는 전립선암이 거의 없으나, 50대에서 전립선암이 진단되기 시작하고, 60~70대는 대부분의 전립선암이 진단되는 시기이다. 80대 이후에는 발생률이 줄어드는데, 그 이유는 한국 남성의 평균 수명이 70대이기 때문에 80대 이후의 전립선암 환자가 상대적으로 감소하는 것처럼 보이기 때문이다.

### 인종

많은 역학조사에서 전립선암의 발생률과 사망률이 인종간에 많은 차이가 있음이 밝혀졌다. 전립선암 발생률은 동양인에서 가장 낮고, 스칸디나비아인에서 가장 높다. 일반적으로 흑인은 진단 당시에 이미 암이 진행된 경우가 많아 예후가 더 나쁘고, 암이 진행된 정도가 비슷하더라도 백인보다 생존율이 낮다. 전립선암의 5년 생존율은 백인이 흑인보다 높다. 하지만 동양인에서의 전립선암의 예후에 대해서는 잘 알려져 있지 않다.

### 남성호르몬(테스토스테론)

전립선은 테스토스테론이라고 불리는 남성호르몬의 영향을 많이 받는 장기이다. 하지만 남성호르몬이 직접적으로 전립선암을 일으키지는 않으며, 남성호르몬이 전립선암에 미치는 영향에 대해서도 아직 명확히 밝혀져 있지 않다. 동물실험에서 쥐에 발암물질을 투여한 뒤, 한 군에는 남성호르몬을 주고 다른 한 군에는 주지 않은 경우, 남성호르몬을 투여한 군에서 전립선암이 많이 발생하였다. 그러나 사람에서는 남성호르몬이 전립선암의 발생에 영향을 주지 않는다는 연구도 있어, 남성호르몬 수치가 높거나 낮은 것이 전립선암의 발생에 영향을 주는지에 대해서는 학자마다 의견이 다양하다.

남성호르몬의 활성을 억제하는 약제(예: 프로스카, 아보다트)는 주로 전립선 비대증 치료제로 사용되는데, 전립선암 예방 효과도 있는 것으로 보고되었다. 그러나 약물로 인한 여러 가지 부작용이 생길 수 있고 전립선암의 악성도를 높인다는 연구 결과도 있어, 반드시 의사의 처방에 따라 필요한 경우에만 사용해야 한다.

## 당뇨병

당뇨병이 있으면 전립선암 위험이 낮다는 연구 결과가 있다. 즉 당뇨가 없는 사람에 비해 당뇨병 환자는 전립선암 발생 위험이 10~20% 낮은 것으로 보고되고 있다. 당뇨병이 전립선암의 발생 위험을 감소시키는 기전은 명확하지 않으나, 당뇨병에 의해서 체내 남성호르몬 농도가 낮아져 암이 감소한다는 해석이 있다.

## 가족력

전립선암은 유전에 의한 영향이 뚜렷한 암이다. 전립선암 환자 중 전립선암의 가족력이 있는 경우는 9% 정도이며, 전립선암 가족력이 있는 경우 그렇지 않은 가족에 비해 전립선암의 발생 가능성이 8배 정도로 높다.

일부 전립선암은 극명한 유전 성향을 보여 이를 '유전성 전립선암'이라고 부른다. 유전성 전립선암의 특징은 젊은 나이에 발생한다는 것인데, 보통 60세 이전, 특히 55세 이전에 전립선암이 발생한다. 이는 유전성 전립선암이 일반적인 전립선암에 비해 7년 이상 일찍 발생하는 것을 의미한다.

그러나 유전성 전립선암이 보다 이른 나이에 발생한다는 점을 제외하고는 임상적 양상은 일반적인 전립선암과 크게 다르지 않다.

## 비만

우리나라 연구에서는 비만이 심할수록 전립선암 발생 위험이 증가하는 양상을 보이는 것으로 나타났다. 또한 비만이 있으면 높은 병기의 전립선암이 증가한다는 증거가 있어, 전립선암을 예방하기 위해서는 적정 체중을 유지할 필요가 있다.

## 음식

식이가 전립선암에 미치는 영향은 아직 확실히 밝혀지지는 않았다. 일반적으로는 섬유질이 많고 동물성 지방이 적은 음식을 섭취하는 것이 전립선암을 예방하는 데 도움이 된다고 알려져 있다. 동물성 지방을 많이 섭취하면 남성호르몬이 많이 만들어져 전립선암이 증가할 수 있다는 것이다. 그러므로 식이조절과 적절한 운동을 통해 적정 체중을 유지하는 것이 권장된다.

알파 토코페롤은 흡연자들의 전립선암을 예방하는 데 기여하며, 토마토에 많은 성분인 라이코펜, 미량 원소인 셀레늄, 콩에 많은 제니스틴 등이 전립선암을 예방하는 것으로 알려져 있다. 또한 비타민 D도 전립선암을 예방하는 것으로 알려져 있는데, 최근에는 혈중 칼슘치를 증가시키지 않는 비타민 D 제제가 개발되어 있다. 녹차, 레티노익산, 비스테로이드성 항염제 등도 전립선암을 억제하는 것으로 보고되고 있다.

따라서 동물성 지방이 많은 육류의 과다한 섭취를 피하고 섬유질이 많은 음식, 신선한 과일과 채소, 콩 종류 등을 적절히 섭취하는 것이 전립선암의 예방에 도움이 될 것으로 기대된다.

## 직업성 유해물질 노출

농약, 코크스, 유기용제, 방사능 물질, 금속성 먼지 등 유해 물질에 노출되는 직업에 종사하는 근로자에게서 전립선암 발생이 증가하는 경향이 있다. 따라서 작업장에서는 반드시 보건안전 수칙을 지키고 유해물질에의 노출을 최소화하기 위한 노력이 필요하다.

Hospital Memo

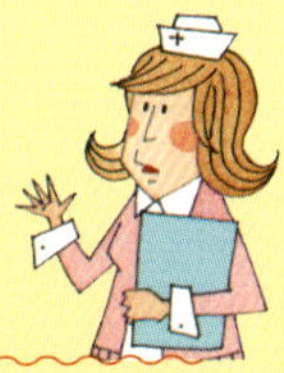

## 전립선암 이외의 전립선 질환

가장 흔한 전립선 질환에 전립선 비대증이 있다. 전립선 비대증은 자연적인 노화 현상에 의해 전립선이 커지는 현상을 말한다. 일반적으로 60대에 약 60%, 70대에 약 70%가 전립선 비대증을 겪게 되는 것으로 알려져 있다. 전립선이 커지면 전립선이 감싸고 있는 요도가 압박을 받아 소변이 가늘어지고, 소변 보는 것이 어려우며, 이차적으로 소변을 참지 못하거나 자주 보고, 밤에도 여러 번 일어나서 소변을 보게 된다. 심한 경우 갑자기 소변을 전혀 볼 수 없게 되어 응급실에서 치료를 받아야 하는 경우도 있다.
만성 전립선염은 비교적 젊은 연령에서도 발생한다. 세균에 의한 감염도 있지만, 절반 이상에서는 비세균성 만성 전립선염으로 염증만 나타난다. 만성 전립선염은 치료가 잘 되지 않고 만성적인 경과를 거치는 경우가 흔하며, 여러 배뇨 증상과 함께 음낭, 회음부, 아랫배 통증 등이 동반되는 경우가 많다. 항생제 및 소염진통제 치료 이외에도 규칙적인 운동, 과일과 채소 위주의 식단, 금연·금주 등 일반적인 건강 생활습관이 회복에 중요하며, 이 외에도 스트레스를 피하고 따뜻한 물에 좌욕을 하면 증상 완화에 도움이 된다.

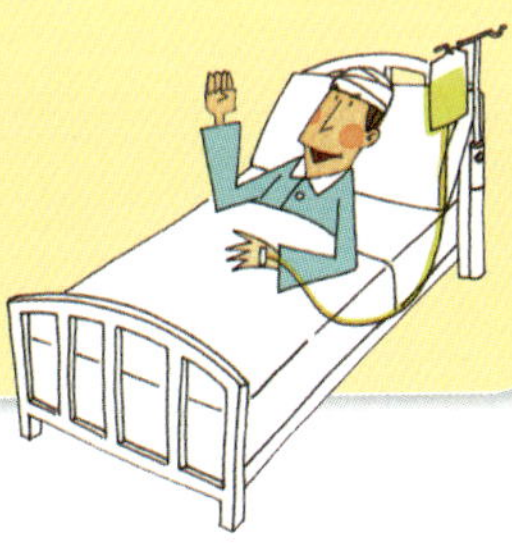

04

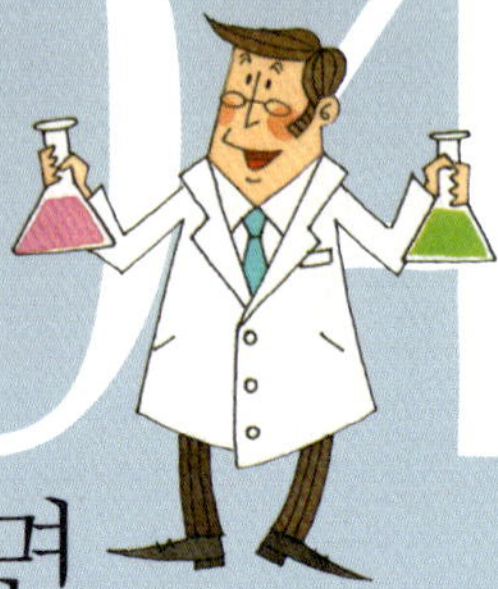

# 전립선암에 걸리면 나타나는 증상

대부분의 전립선암은 전이가 되기 전까지는 증상이 없다. 일부 초기 전립선암은 요도를 압박하여 소변 줄기가 가늘어지는 경우가 나타날 수 있다. 소변 줄기가 가늘어지는 증상의 대부분은 전립선 비대증에 의한 것이며 전립선암으로 인한 경우는 드물다. 하지만 소변 줄기가 가늘어졌다면 비뇨기과에 방문하여 검진을 받는 것이 좋다.

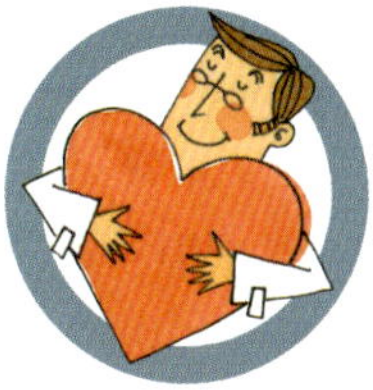

## 전립선암의 일반적인 증상

전립선암은 다른 대부분의 암과 비교하여 증식하는 속도가 느리고 전립선의 가장자리 부분인 말초대에 주로 생기므로 초기에는 증상이 없다. 하지만 암이 어느 정도 진행되면 각종 배뇨 증상과 전이에 의한 증상이 발생하게 된다.

요도를 둘러싸듯이 존재하는 전립선 조직이 암세포에 의해 증식하면 요도를 압박하여 소변이 잘 나오지 않고, 소변 줄기가 가늘어지며, 소변을 본 후에도 소변이 남아 있는 듯한 잔뇨감이 들게 된다. 소변이 급하거나 심지어는 소변을 못 참아서 지리는 등의 증상이 나타나며, 낮이나 밤이나 소변을 자주 보게 되고, 어떤 경우에는 소변이 전혀 나오지 않는 급성 요폐를 일으킨다. 간혹 정액에 피가 섞여 나오거나 육안적 혈뇨를 동반하기도 한다.

전립선암이 더욱 진행되면 요관폐색에 의한 수신증 및 신부전 증상, 골 전이에 의한 뼈의 통증, 척추 전이로 인한 요통(요통이나 좌골 신경통) 등이 나타나게 된다.

## 전립선암이 주변으로 자라면서 발생하는 국소 증상

전립선암이 진행되면서 발생하는 증상에는 다음과 같은 것들이 있다.

### 방광출구폐색에 의한 증상

전립선암이 증식하여 요도를 압박하여 소변이 잘 나오지 않게 되는 증상을 방광출구폐색이라고 한다. 소변을 볼 때 줄기가 가늘어지거나, 힘을 주어야 나오거나, 심한 경우 전혀 나오지 않는 증상이 발생할 수 있다. 또한 전립선암이 방광을 자극하여 소변을 볼 때 통증이 생기거나(배뇨통), 소변을 자주 보아야 하거나(빈뇨), 소변이 급하게 마렵거나(급박뇨), 밤에 소변을 보기 위하여 자주 일어나야 하는(야간 빈뇨) 등의 증상이 동반될 수도 있다.

하지만 전립선암은 전립선의 바깥쪽인 말초대에 발생하기

때문에 내부의 전립선을 압박하여 방광출구폐색 증상을 일으키는 빈도는 매우 적다. 오히려 이러한 증상은 전립선 비대증으로 인하여 발생하는 경우가 더 많다. 그러나 15~20%의 환자는 전립선암 내측인 요도 주위의 이행대에서 발생하기도 하며, 이러한 경우의 조기 암은 종종 전립선 비대증 수술인 경요도절제술 시행 후 조직검사에서 우연히 발견된다.

### 방광출구폐색 이외의 증상

소변에 피가 섞여 소변이 붉게 나오는 혈뇨도 전립선암의 증상일 수 있다. 하지만 혈뇨는 비특이적 증상으로 전립선암에서는 흔하게 나타나지는 않고, 전립선암 환자의 15% 미만에서 생긴다. 전립선암에서 혈뇨가 발생하는 기전은 전립선암이 요도나 방광을 침범하여 발생한다. 혈뇨가 있을 경우 전립선암을 뜻하는 것은 아니지만, 전립선 비대증이나 요로결석, 방광암 등 다른 질환이 동반되어 나타날 수도 있으므로 비뇨기과를 방문하여 검진을 받아야 한다.

정액에 피가 섞여 정액이 붉은색이나 갈색으로 보이는 증상을 '혈정액증'이라고 한다. 전립선암에서 혈정액증이 나타나는 경우가 있지만, 혈정액증은 전립선암의 흔한 증상은 아니다. 또한 혈정액증이 있더라도 전립선암인 경우는 매우 드물며, 대부분의 혈정액증은 치료를 요하지 않는다. 그러나 혈정액증이 발생하였다면 비뇨기과를 방문하여 전립선암인지 검사를 해볼 필요는 있다. 특히 노년층에서 혈정액증이 처음 생긴 경우에는 악성 종양의 가능성을 생각해야 한다.

## 광범위한 국소 침윤에 의한 증상

전립선암이 전립선을 넘어서 주변 장기를 침범하는 경우 다양한 증상이 나타날 수 있다. 전립선 뒤쪽에 있는 직장까지 전립선암이 침범하면 변비, 복통, 직장 출혈, 간헐적인 설사가 나타날 수 있다. 발기가 지속되는 음경지속발기증 또한 전립선암이 주변 조직을 침범하여 나타날 수 있는 증상 중 하나이다.

콩팥(신장)에서 만들어진 소변은 가느다란 요관이라는 관을 통하여 방광으로 흘러들어가게 된다. 전립선암이 크기가 커져 방광을 넘어 요관을 막으면 콩팥 기능과 관련된 다양한 증상이 나타날 수 있다. 즉 전혀 소변이 나오지 않는 증상(무뇨), 소변량이 현격하게 감소하는 증상(핍뇨), 소변이 배출되지 않아 손발이 붓는 증상(부종), 소변이 배출되지 않아 폐에 물이 차서 숨쉬기가 힘들어지는 증상(폐부종) 등의 증상이 나타날 수 있다. 또한 소변으로 노폐물이 배출되지 않아 혈액에 노폐물이나 전해질이 쌓이게 되는 증상도 동반될 수 있다.

## 전립선암이 전이되어 나타나는 전신 증상

전립선암은 초기에는 증상이 없다가, 전이가 되어서야 증상이 나타나는 경우가 흔하다. 따라서 전립선암의 전이로 인한 전신 증상이 처음으로 나타나는 증상일 수도 있다. 일부 전립선암 환자에게는 병의 경과 과정에서 조기에 원격 전이가 나타나기도 하지만, 다른 전립선암 환자의 경우에는 원격 전이 소견 없이 국소 장기를 광범위하게 침범한다. 전립선암이 흔하게 전이되는 곳은 전립선 주변의 림프절(골반 림프절)과 뼈(골반뼈, 척추뼈 등)이다.

### 뼈의 통증

허리나 엉덩이 부위의 지속적이며 간헐적인 심한 통증이 전립선암 전이의 가장 흔한 증상 중 하나이다. 뼈 스캔 검사로 뼈의 전이를 진단하는데, 이 검사에서 전립선암의 전이가 흔히 발견되는 곳은 척추, 갈비뼈, 골반, 대퇴골, 어깨뼈 등이다. 전립선암이 전이된 뼈가 드물게 부러지는 경우가 있는데 이를 '병리적 골절'이라고 하며, 대퇴골이나 척추뼈 등에서 이러한 병리적 골절이 잘 일어날 수 있다.

### 림프절 전이에 의한 증상

전립선암이 진행되면 주변 림프절인 골반림프절로 흔히 전이된다. 림프절에 전립선암이 전이되면 심한 경우 하지의 림프액이 위로 올라오지 못하여 하지가 붓거나 음낭이 붓는 증상이 발생할 수 있다. 하지만 정맥 혈관이나 림프액 흐름을 압박할 만큼 전립선암이 커져 이러한 증상을 나타내는 경우는 흔치 않다. 따라서 하지 부종이나 음낭의 부종은 암이 상당히 진행된 상태일 가능성을 시사한다.

### 신경 증상

전립선암이 어느 정도 진행된 경우 신경 증상은 비교적 흔하게 나타난다. 진행된 전립선암 환자의 20% 정도에서 신경 증상이 나타난다. 일반적으로 신경 증상은 초기 증상은 아니다. 척추뼈에 전이된 전립선암이 척추뼈를 뚫고 자라나와 척수를 압박하게 되면 하지마비 등의 신경 증상이 나타나는데, 이러한 급성 척수압박 증상은 즉각적인 치료를 요하는 응급 상황이다.

### 기타 증상

뼈와 림프절 이외의 장기를 침범하는 경우는 드물며, 다른 장기에 전이되었다면 대부분 광범위한 전이와 함께 나타난다.

뼈 및 림프절 이외의 다른 장기로 전이되면 종종 비특이적인 증상을 보인다. 폐로 전이된 경우 기침과 호흡곤란 등의 증상이 나타날 수 있고, 간으로 전이된 경우 황달 등의 증상이 나타날 수 있다.

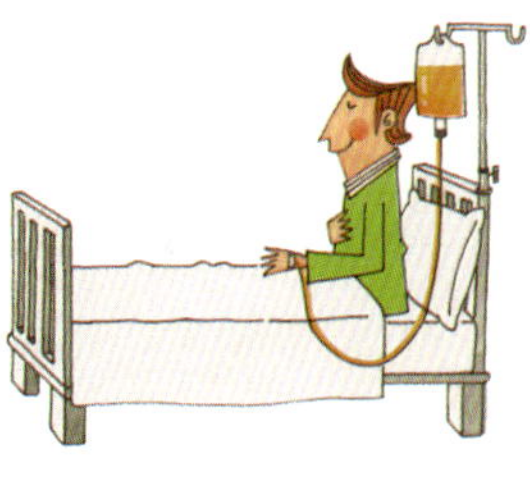

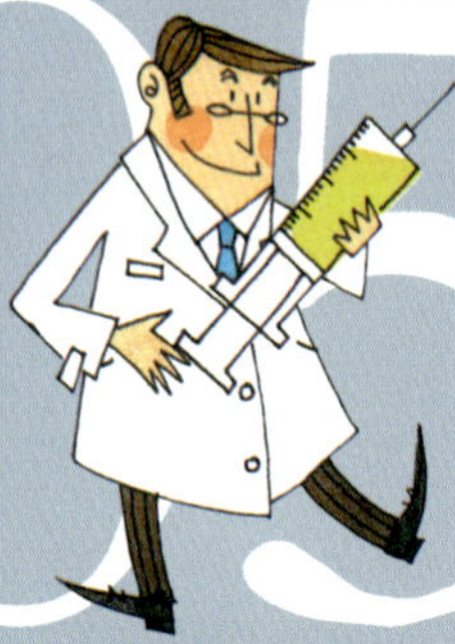

# 05

# 전립선특이항원(PSA)과 전립선암의 조기검진

대부분의 초기 전립선암은 증상이 없으므로 조기검진으로 전립선암을 미리 진단하는 것이 좋다. 전립선암을 초기에 알 수 있는 혈액검사인 전립선특이항원(PSA) 검사를 시행하면 전립선암이 진행되기 전에 미리 발견할 수 있다. 55세 이상이라면 적어도 2년에 한 번씩 전립선특이항원 검사를 받아 전립선암이 진행하기 전에 미리 발견하는 것이 좋다.

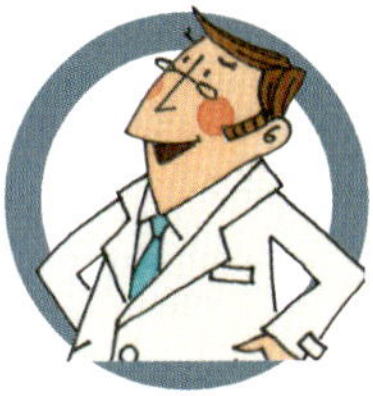

전립선암은 초기일 경우 증상이 거의 없다. 과거에는 전립선암이 전립선 밖으로 자라서 완치를 기대할 수 없을 정도로 진행된 뒤에야 발견되는 경우가 많았다.

하지만 약 20년 전 전립선암의 진단과 치료에 있어 가히 혁명이라 할 수 있는 변화가 일어났다. 간단한 혈액검사로 전립선암을 미리 확인할 수 있는 전립선특이항원(PSA) 검사가 개발된 것이다.

최근 이 검사가 널리 사용되면서부터 전립선암 치료가 가능한 시기에 조기 발견하여 수많은 사람들이 전립선암으로부터 생존하고 있다.

## 전립선특이항원(PSA)이란?

전립선특이항원(PSA)은 남성의 전립선 세포에서만 분비되는 물질로, 사정 기능을 도와주는 역할을 하는 효소이다.

전립선특이항원은 건강한 전립선을 지닌 경우 대부분 전립선 내부에만 존재하며, 혈액에는 아주 소량만 존재한다. 하지만 전립선에 병이 생겨 전립선 세포가 깨지거나 전립선 세포가 혈관과 만나면 전립선특이항원이 혈액으로 많이 분비되어 수치가 올라가게 된다.

특히 초기 전립선암이 있을 경우에도 전립선특이항원 수치가 올라가기 때문에 전립선암의 조기검진 목적으로 이 검사가 널리 사용되고 있다.

## 전립선특이항원(PSA) 검사는 언제 받아야 하나?

전립선특이항원 검사가 전립선암을 조기검진할 수 있는 유용한 검사이기 때문에 많은 국가에서 관심을 갖고 연구를 시행하였다. 하지만 아직까지 전립선특이항원 검사를 언제 시행해야 하는지에 대해서는 나라마다 또 학자마다 의견이 다르다.

*Hospital Memo*

최근에 발표된 전립선특이항원(PSA) 검사에 대한 미국비뇨기과학회(AUA)와 유럽비뇨기과학회(EAU)의 권고안을 살펴보자.

## 미국비뇨기과학회 전립선 선별검사 권고안 2013

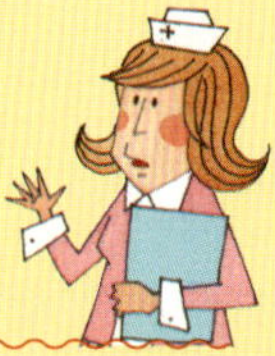

❶ 40세 미만의 남성은 전립선특이항원 검사를 시행하는 것을 추천하지 않는다.

❷ 40~54세의 남성에게 전립선암의 선별검사 목적으로 전립선특이항원 검사를 하는 것은 추천하지 않는다. 하지만 전립선암 가족력이 있는 경우에는 검사가 필요할 수 있다.

❸ 55~69세의 남성에서는 전립선암을 조기진단하여 치료함으로써 생명연장을 기대할 수 있는 연령대이므로 검사가 강력히 추천된다. 단, 전립선특이항원 검사를 시행할 때에는 검사의 의미에 대하여 이해한 후, 의사와 상의하여 시행 여부를 결정하는 좋다.

❹ 전립선특이항원 검사는 2년 이상 간격을 두고 시행하는 것이 추천된다.

❺ 70세 이상의 남성에서는 전립선특이항원 검사를 정기적으로 검진하는 것이 추천되지 않는다.

## 유럽비뇨기과학회 전립선암 선별검사 권고안 2013

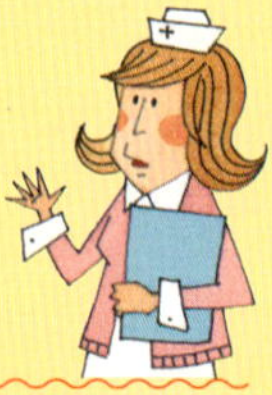

❶ 40~45세 사이의 남성에게 전립선특이항원 검사를 시행한다.

❷ 전립선특이항원 검사의 간격은 처음 시행한 전립선특이항원 수치에 따라 달라진다. 전립선특이항원 수치가 1.0ng/ml 이하인 경우에는 최대 8년 이후에 검사하는 것으로 충분할 수도 있으며, 1.0ng/ml를 넘는 경우에는 최소 2~4년마다 검사를 해야 한다.

❸ 전립선특이항원 검사는 남은 여명이 10년 이상 기대되는 남성에게 시행한다.

❹ 처음 전립선특이항원 수치가 상승한 경우 바로 조직검사를 하기보다는, 2~3주 이후에 다시 검사를 하여 검사수치를 재확인한 후 조직검사를 시행하는 것이 추천된다.

이와 같이 전립선암을 조기진단하기 위하여 전립선특이항원 검사를 언제부터 어느 정도 간격으로 시행해야 하는지에 대하여는 통일되어 있지 않다. 하지만 55~69세의 나이에는 검사를 하여 전립선암을 조기진단하는 것이 좋다는 점에는 대부분의 비뇨기과 의사들이 인정하고 있다. 55세 이전의 나이에서는 확립된 기준은 없지만, 전립선특이항원 검사를 시행하여 기본수치를 확인하는 것이 향후 전립선암의 가능성을 미리 평가할 수 있다는 점에서 유용하다는 근거들이 최근 많아지고 있다. 또한 70세 이상에서도 빨리 자라는 전립선암이 존재하기 때문에 전립선특이항원 검사를 선별적으로 시행할 수 있다.

## 전립선특이항원(PSA) 검사의 정상치

사실 전립선특이항원(PSA) 수치가 얼마 이상이면 전립선암이고, 얼마 이하이면 전립선암이 아니라는 절대적인 기준은 없다. 다만, 수치가 높을수록 전립선암일 확률이 높아지기 때문에 조기검진 목적으로 사용되고 있다.

예를 들어, 전립선특이항원 수치가 0.0~0.5, 0.6~1.0, 1.1~2.0, 2.1~3.0, 3.1~4.0ng/ml일 때 전립선암일 확률은 각각 6.6%, 10.1%, 17.0%, 23.9%, 26.9%로, 전립선특이항원 수치가 증가할수록 전립선암일 확률이 증가하는 것이다.

또한 나라 및 인종마다 전립선특이항원의 정상치가 다르기 때문에, 미국에서는 일반적으로 4.0ng/ml보다 높을 때 조직검사를 하는 경우가 많고, 우리나라에서는 3.0ng/ml보다 높으면 조직검사를 하는 경우가 많다. 일부에서는 2.5ng/ml를 기준으로 하여 이보다 전립선특이항원 수치가 높은 경우 조직검사를 시행하기도 한다.

## 전립선특이항원(PSA) 수치가 높으면 모두 전립선암인가?

전립선특이항원(PSA)은 전립선암에서만 증가하는 것이 아니기 때문에 전립선특이항원 수치가 높더라도 모두 전립선암인 것은 아니다. 실제로 우리나라에서 흔히 사용하는 기준인 3.0ng/ml 이상으로 전립선특이항원이 측정되었더라도 전립선암일 가능성은 20~40% 정도이다.

전립선특이항원은 전립선에 병이 있는 경우에 모두 상승할 수 있기 때문에, 전립선 비대증이나 전립선염 등 다른 질환일 때도 전립선특이항원 수치가 상승하게 된다. 따라서 전립선특이항원 수치가 높더라도 미리 전립선암을 걱정할 필요는 없으며, 조직검사를 시행하여 전립선암인지 확인해야 한다.

## 전립선특이항원(PSA) 검사를 시행할 필요가 없다?

전립선특이항원(PSA) 검사를 시행하여 전립선암을 조기진단할 수 있다는 점은 틀림없는 사실이다. 하지만 대부분의 전립선암은 천천히 자라는 암으로 전립선암이어도 이로 인해 사망하지 않고 다른 원인으로 사망하는 경우가 많기 때문에, 전립선특이항원 검사를 꼭 시행해야 하는지에 대해서는 여러 의견이 존재한다. 오히려 전립선특이항원 검사를 많이 하면서부터,

전립선암인지도 모르고 지내다가 다른 질환으로 사망하였을 환자를 전립선암으로 진단하여 불필요한 치료를 시행할 수도 있다는 의견도 있다.

이러한 이유로 전립선특이항원 검사가 정말 유용한지에 대하여 많은 연구가 이루어졌다. 이에 대한 대표적인 연구가 미국에서 시행한 전립선암 예방 연구인 PLCO(Prostate, Lung, Colorectal and Ovarian Cancer Screening Trial) 연구와 유럽에서 시행한 전립선암 조기검진 연구인 ERSPC(European Randomized Study for Prostate Cancer) 연구이다. 미국의 PLCO 연구에서는 전립선특이항원 검사가 유용하지 않다는 결론을 내렸고, 유럽의 ERSPC 연구에서는 전립선특이항원 검사가 유용하다는 결론을 내렸다. 미국의 PLCO 연구는 미리 전립선특이항원 검사를 시행한 사람이 많아 문제점이 많다는 지적이 많은 반면, 유럽의 ERSPC 연구는 더 많은 수의 환자를 대상으로 더 오랜 기간 연구를 시행하였기 때문에 문제점이 적은 적절한 연구로 받아들이고 있다.

따라서 현재까지는 전립선특이항원 검사는 전립선암을 예방하고 전립선암으로 인한 사망을 줄일 수 있는 유용한 검사라는 견해가 우세하다.

06

# 전립선암의 진단

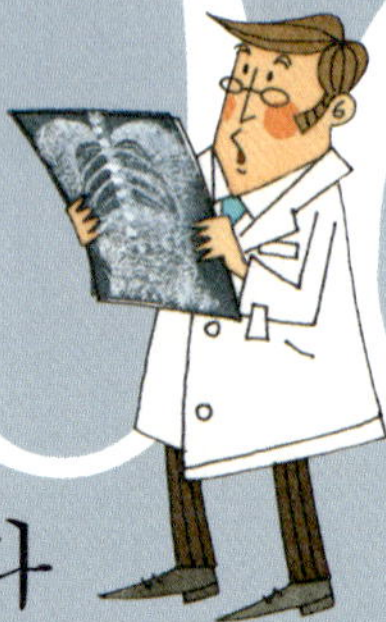

전립선특이항원(PSA) 검사를 시행하여 수치가 높게 나왔더라도 모두 전립선암인 것은 아니다. 오히려 전립선암이 아닌 경우가 더 많으므로 조직검사를 통해 전립선암인지 아닌지 확진을 해야 한다.

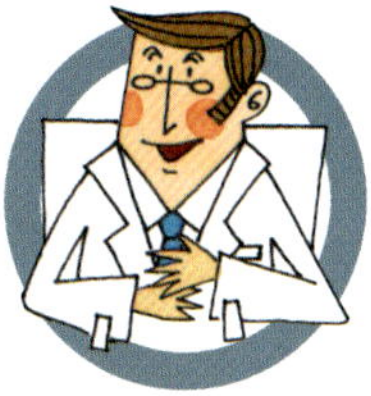

## 전립선 조직검사

전립선암 여부를 알기 위해서는 확진 검사인 전립선 조직검사를 시행해야 한다. 전립선암은 조직검사 이외의 다른 방법으로는 정확하게 알 수 없다. 최근 영상기술이 발달하였지만, 초기 전립선암은 초음파, 컴퓨터전산화단층촬영(CT), 자기공명영상(MRI) 등의 검사를 시행해도 명확하게 전립선암인지 아닌지 알 수 없기 때문이다.

## 전립선 조직검사는 언제 시행하나?

전립선 조직검사는 전립선암이 의심될 때 시행한다. 전립선특이항원(PSA) 수치가 높게 나오거나, 항문에 손가락을 넣어

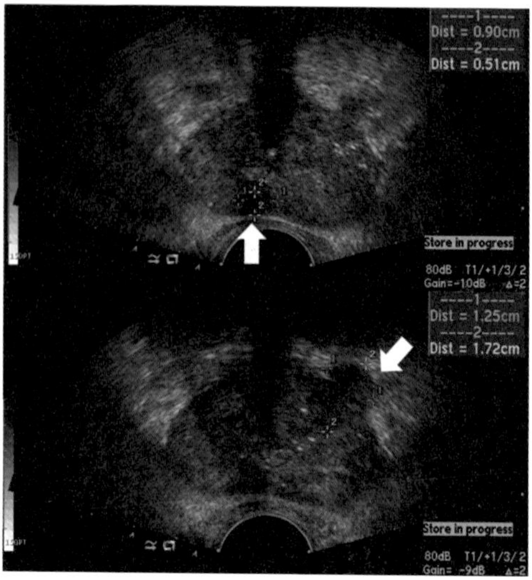


**그림 7. 전립선 초음파 검사에서 전립선암이 의심되는 경우**

전립선을 만져보는 검사인 직장수지검사(DRE)에서 전립선이 딱딱하게 만져지거나, 전립선 초음파 검사에서 전립선 내부에 전립선암으로 의심되는 까만 부위가 보이는 경우가 전립선암이 의심되는 소견이다.

## 전립선 조직검사는 어떻게 시행하나?

전립선 조직검사는 항문에 초음파 기구를 삽입하여 전립

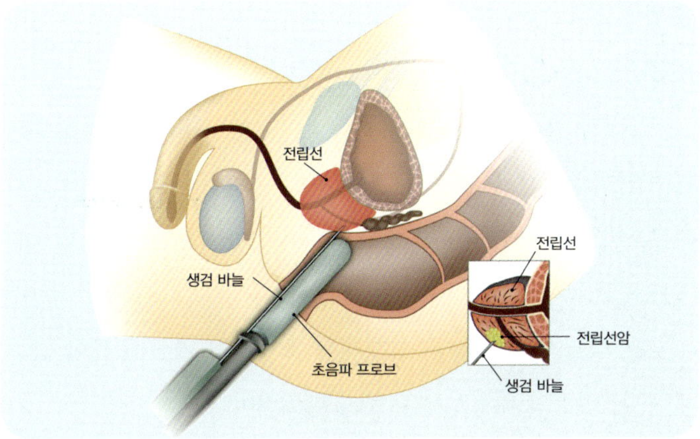


**그림 8. 경직장 초음파 유도 전립선 생검술**

선의 위치를 확인하고 가느다란 바늘로 전립선을 직접 찔러서 조직을 얻는 방법으로 시행한다. 항문을 통한 초음파를 '경직장 초음파(TRUS)'라고 하며, 이러한 초음파를 이용하여 조직검사를 시행하는 방법을 '경직장 초음파 유도 전립선 생검술'이라고 한다.

초음파로 전립선을 보아도 전립선암이 있는 위치를 명확하게 찾을 수 없기 때문에 여러 군데를 바늘로 찔러서 조직검사를 시행하는데, 12군데에서 시행하는 방법이 가장 많이 사용되고 있다. 전립선암이 의심되지만 이전 조직검사에서 전립선암이 발견되지 않은 경우에는 더 많은 부위에 조직검사를 시행하는 경우도 있다.

경직장 초음파 유도 전립선 생검술이 전립선 조직검사의 표준 검사방법으로 자리잡으면서부터 전립선 생검이 더욱 정확해졌으며, 바늘이 매우 작기 때문에 통증도 감소하였고 합병증 또한 줄었다.

단, 생검을 하기 전에 항생제를 복용하고 관장을 해야 하는데, 이는 염증의 위험성을 피하기 위해서이다.

## 전립선 조직검사의 합병증

전립선 조직검사 후 발생할 수 있는 흔한 합병증으로는 바늘이 들어갈 때와 검사 이후 주변에 경미한 통증을 느끼는 경우와, 혈뇨가 있거나 항문으로 피가 나오는 출혈 등이 있다. 이러한 합병증은 검사 후 일시적인 증상으로, 대부분 특별한 치료 없이 저절로 호전된다.

### 급성 전립선염

전립선 조직검사의 가장 위험한 합병증은 급성 전립선염이다. 조직검사를 시행할 때 직장을 통하여 바늘이 들어가기 때문에 직장에 존재하는 세균이 전립선으로 들어가 일부 환자에서는 전립선에 심한 염증을 일으키는 경우가 있는데, 이를 '급성 전립선염'이라고 한다.

급성 전립선염은 대부분 항생제로 치료가 가능하지만, 치료하지 않을 경우 생명을 위협할 수도 있다. 최근에는 이러한 급성 전립선염의 합병증을 줄이기 위하여 미리 관장을 하고 항생제를 투여하는 등 예방조치가 잘 이루어지고 있어 급성 전립선염의 발생 빈도가 많이 낮아졌다. 하지만 여전히 1~3%에서는 급성 전립선염이 발생하기 때문에, 전립선 조직검사 시행 후 고열이 발생한다면 즉시 병원을 방문해야 한다.

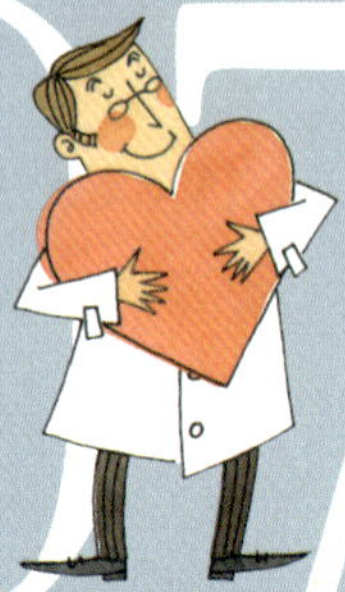

# 07 전립선암의 위험도를 평가하는 방법

대부분의 전립선암은 조기에 발견되고 예후가 좋지만, 일부 전립선암은 빨리 자라며 치료를 받아도 쉽게 재발한다. 어떤 전립선암이 위험한 전립선암인지 미리 알 수 있다면 치료를 선택하는 데 도움을 줄 수 있다. 이러한 위험도를 미리 예측하는 방법을 알아보고, 만약 전립선암으로 진단되었다면 전립선암의 위험도는 어떤지 평가해 보자.

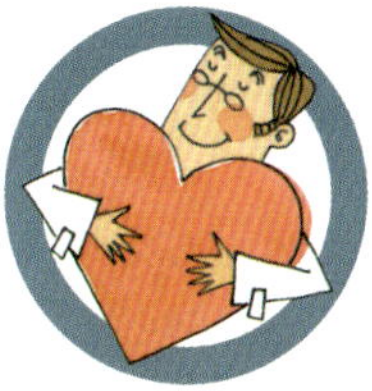

## 전립선암의 위험도 분류

모든 전립선암이 동일한 전립선암은 아니다. 어떤 전립선암은 천천히 자라고 특별한 치료를 하지 않아도 생명에 영향을 주지 않을 수 있는 반면, 어떤 전립선암은 빨리 자라고 치료를 받지 않으면 전립선암이 진행하거나 전이되어 생명을 위협하기도 한다.

전립선암은 생명에 영향을 미칠 수 있는 위험이 얼마나 큰지에 따라 낮은 위험도 전립선암, 중간 위험도 전립선암, 높은 위험도 전립선암으로 분류할 수 있다. 위험도를 분류하는 다른 방법도 있지만, 가장 일반적으로 많이 쓰이는 방법은 이와 같이 세 가지 위험군으로 분류하는 방법이다. 이를 처음 제시한 학자의 이름을 따서 다미코(D'Amico) 위험군이라고 부르는데,

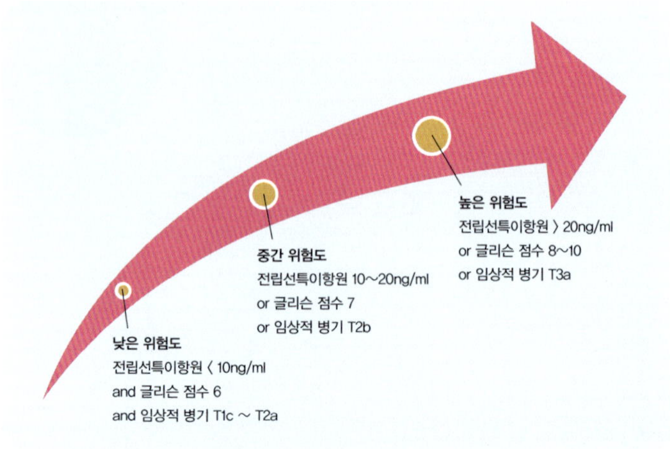


**그림 9. 전립선암의 위험도 분류**(다미코 분류법)

암이 진단될 당시의 전립선특이항원 수치, 글리슨(Gleason) 점수, 임상적 병기의 세 가지 정보에 근거하여 암의 위험도를 평가한다.

### 전립선특이항원(PSA) 수치

전립선특이항원(PSA) 수치가 10ng/ml보다 낮은 경우가 위험도가 가장 낮고, 10~20ng/ml인 경우 중간 위험도로 평가하며, 20ng/ml 이상인 경우에는 높은 위험도로 분류한다.

## 글리슨(Gleason) 점수

글리슨(Gleason) 점수는 전립선암의 악성도를 평가한 점수이다. 글리슨 점수가 높을수록 악성도가 높은 것을 의미하며, 악성도가 높을수록 암이 진행하거나 다른 조직으로 전이될 가능성이 높다. 글리슨 합계 점수가 6점 이하인 경우에는 낮은 위험도, 7점인 경우에는 중간 위험도, 8~10점인 경우에는 높은 위험도 전립선암으로 평가한다.

글리슨 점수는 미국의 병리학자인 글리슨(Gleason)이 처음 개발한 점수 체계로, 수천 개의 전립선암 조직을 연구하여 다섯 가지 특징적인 암세포의 형태를 등급화(Grade)한 것이다. 보통의 다른 암은 현미경으로 세포의 모양을 보고 악성도를 알 수 있지만, 전립선암은 세포의 모양만으로는 악성도가 심한지 알 수 없기 때문에, 전립선암이 모여서 이루는 형태을 보고 이에 따라 악성도를 판단하는 방법이다.

글리슨 점수를 표시할 때에는 이들 형태 중 가장 많이 보이는 형태의 점수와 두 번째로 많이 보이는 형태의 점수를 더해서 합쳐진 점수로 표시한다. 예를 들면, 3+4= 7(점), 5+4= 9(점)라고 표현한다.

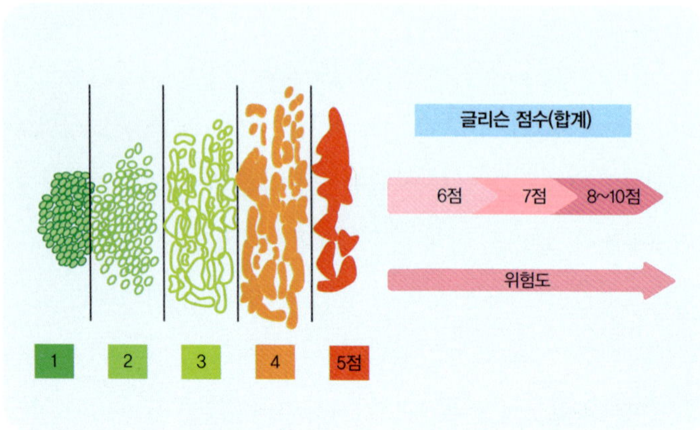


**그림 10. 전립선암의 글리슨 등급 체계**

## 전립선암의 임상적 병기

전립선암이 확진된 경우 다음 단계는 그 진행 범위의 정도를 알아내야 하며, 이를 임상적 병기(Stage)의 결정이라 한다. 즉 암이 전립선에만 있는 것인지, 아니면 밖으로 전이되었는지, 전이되었다면 그 범위는 어느 정도인지를 알아내는 것이다.

전립선암의 임상적 병기는 일반적으로 국제암연맹인 UICC 및 미국공동암위원회(AJCC)에서 제시하는 TNM 병기를 기준으로 결정한다. T 병기는 암의 국소적인 범위를 명시하고, N 병기는 림프절 전이 상태를, M 병기는 다른 먼 부위까지의 전이 상태를 나타낸다.

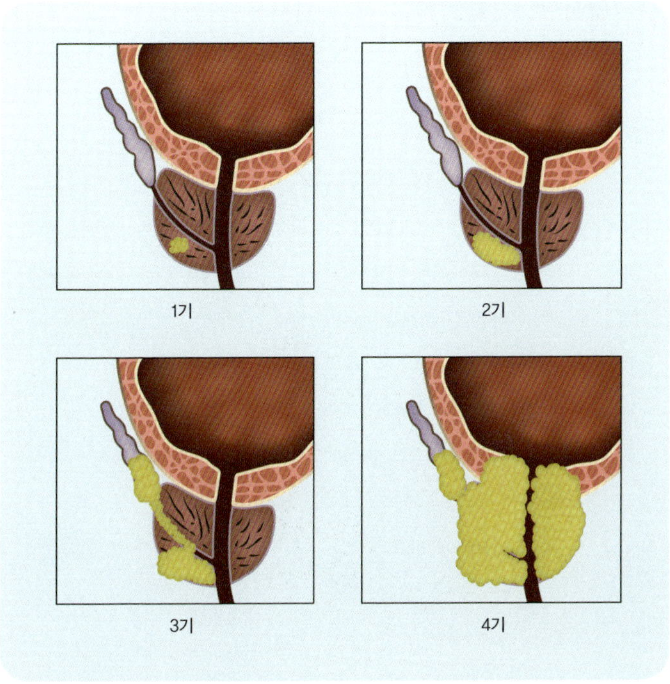


**그림 11. 전립선암의 국소 병기(T 병기)**

주로 T 병기를 이용하여 위험도를 평가하며, 임상병기가 T2a 이하인 경우 낮은 위험도, T2b인 경우 중간 위험도, T3a 이상인 경우 높은 위험도로 분류한다(표 2 참고).

표 2. 전립선암의 국소 병기(T 병기)

| 병기 | 설 명 |
|---|---|
| TX | 검사를 시행하지 않아 병기를 알 수 없음. |
| T0(0기) | 전립선암의 증거가 없음. |
| T1(1기) | 직장수지검사에서 촉진되지 않고 영상에도 보이지 않는 종양 |
| T1a | 전립선 비대증 수술로 우연히 발견된 종양으로 전체 조직의 5% 미만에서 발견 |
| T1b | 전립선 비대증 수술로 우연히 발견된 종양으로 전체 조직의 5% 이상에서 발견 |
| T1c | 전립선특이항원 수치가 높아 조직검사에서 발견된 종양 |
| T2(2기) | 전립선에 국한된 종양 |
| T2a | 전립선의 한쪽 엽(우측엽 또는 좌측엽)의 절반 이하에 위치한 종양 |
| T2b | 전립선의 한쪽 엽(우측엽 또는 좌측엽)의 절반 이상에 위치한 종양 |
| T2c | 전립선의 양쪽 엽(우측엽 또는 좌측엽)에 모두 위치한 종양 |
| T3(3기) | 전립선 밖으로 자란 종양 |
| T3a | 전립선 피막 외부를 침범한 종양 |
| T3b | 정낭을 침범한 종양 |
| T4(4기) | 전립선 밖으로 자라 다른 주변 장기(방광, 직장 등)를 침범한 종양 |

Hospital Memo

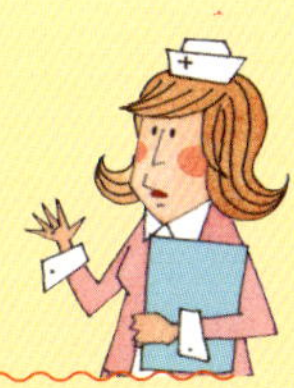

## 전립선암의 병기 결정을 위한 검사

전립선암이 진단된 경우 보다 정확한 임상병기를 결정하기 위해 다양한 검사들이 이루어진다. 전립선 및 주변 골반 림프절을 보다 정확히 평가하기 위해 전립선 및 골반 자기공명영상(MRI)이 이용되며, 가장 흔한 전이 위치인 뼈의 전이 여부를 평가하기 위해 뼈 스캔이 사용된다.

전립선특이항원(PSA) 수치가 많이 높고, 조직검사의 글리슨 점수가 높은 고위험 환자의 경우, 복강 내 장기 전이를 판별하기 위해 복부 컴퓨터단층촬영(CT)을 추가로 시행하기도 한다.

뒤에 소개되는 서울대학교 전립선암 계산기에 포함된 전립선암 병기 계산기를 이용하면 수술 이후 최종 병기를 보다 정확하게 예측할 수 있다. 전립선특이항원, 임상병기, 조직검사 글리슨 점수, 조직검사 전체 채취 조직 코어 수, 조직검사 채취 조직 중 양성 코어 수를 입력하면 국소전립선암 확률, 전립선 밖 침범 확률, 정낭 침범 확률, 림프절 전이 확률 등을 정확하게 예측할 수 있다.

08

# 전립선암의 진행 정도와 예후

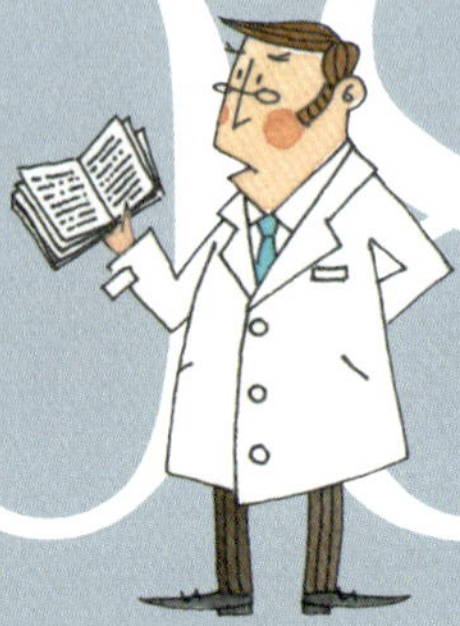

전립선암은 암의 특성에 따라서 예후가 매우 다양하다. 전립선암의 위험도를 아는 것만으로는 전립선암이 얼마나 심한 상태인지, 앞으로 어떻게 진행될 것인지 알기가 어렵다. 이는 퍼즐 한 조각만을 가지고 전체 퍼즐의 모양을 알 수 없는 것과 비슷하다. 이에 많은 의사들이 전립선암의 진행 정도와 예후를 예측하는 방법들을 고안하였다.

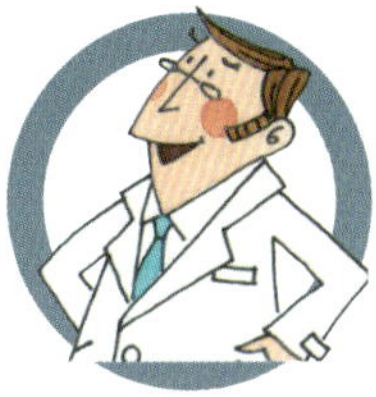

## 전립선암의 예후

전립선암의 예후를 알아보기 위한 연구를 시행하기는 매우 어렵다. 전립선암이 생명에 영향을 미치는지 판단하기 위해서는 환자가 사망할 때까지 치료 없이 추적해야 하며, 전립선암은 대체로 천천히 진행하는 암이므로 그 기간이 매우 오래 걸리기 때문이다.

미국에서 전립선암 환자들을 치료 없이 대기요법만 시행하며 경과를 관찰한 연구가 보고되었는데, 치료 없이 15년까지 추적 관찰해도 15년까지 사망하지 않은 환자가 많았다. 특히 전립선암의 악성도를 나타내는 글리슨(Gleason) 점수가 2~4점인 경우에는 전립선암으로 인해 사망할 확률이 매우 낮았다. 반면 글리슨 점수가 8점 이상인 경우에는 전립선암으로 사망할 가능성이 훨씬 높았다. 즉 전립선암은 매우 다양한 예후를 보인다.

하지만 이러한 결과가 전립선암을 치료하지 않아도 된다는 의미는 아니다. 다른 연구에서는 낮은 위험도의 전립선암 환자만을 엄선하여 대기요법을 시행하였는데, 10년 후 40%의 환자에서 뼈 전이가 발생하였고, 15년 후에는 70%에서 뼈 전이가 발생하였다. 가장 예후가 좋을 것으로 생각되는 순한 전립선암도 치료하지 않으면 암이 진행되는 것이다.

전립선에 국한된 2기 이하의 전립선암은 초기에는 완치가 가능하지만, 적절한 치료를 받지 않고 어느 정도 시간이 경과하면 완치할 수 없는 암으로 진행되고, 결국 전립선암으로 사망에 이를 수도 있다.

## 전립선암의 진행 정도와 예후를 평가하는 방법

전립선암의 위험도를 평가하기 위한 여러 방법들을 알아보았으나, 이 자체로는 전립선암 진행 가능성이 어느 정도 되는지 쉽게 알기 어렵다. 따라서 여러 비뇨기과 의사들은 임상병기, 글리슨 점수, 전립선특이항원 수치 등의 정보들을 서로 연결하여 전립선암의 정도를 측정하는 데 더 정확한 방법들을 고안하였다.

미국 존스홉킨스 병원의 비뇨기과 전문의 앨런 파틴(Alen Partin)과 패트릭 왈시(Patrick Walsh)는 전립선암으로 인해 수술을 받은 환자들을 대상으로 연구한 결과를 바탕으로 전립선암 환자의 예후를 예측하는 파틴 표(Partin table)을 만들었다. 이 표는 앞서 언급한 정보들을 바탕으로 수술 후 환자들의 예후를 예측하는 것으로 약 95%의 정확도를 가지고 있는 것으로 알려져 있다. 파틴 표의 최신판은 존스홉킨스 병원 홈페이지에서 언제든지 이용 가능하다(http://urology.jhu.edu/support/partinTables.php).

하지만 파틴 표는 서양인 전립선암 환자들에서 얻어진 결과로 제작되어 한국인에도 적용이 가능한지에 대해서는 의문이 있다. 전립선암의 예후와 관련하여 한국인만의 인종 또는 유전적인 특성이 있을 수 있기 때문이다.

이에 서울대학교병원에서는 서울대학교병원, 분당서울대학교병원 및 보라매병원의 3개 병원에서 전립선 수술을 시행받은 전립선암 환자의 자료로 이와 유사한 한국인의 전립선암 위험도 및 병기 계산기를 제작하여 스마트폰 애플리케이션으로 보급하고 있다.

이 계산기를 통하여 정보를 입력하면 해당 환자의 전립선

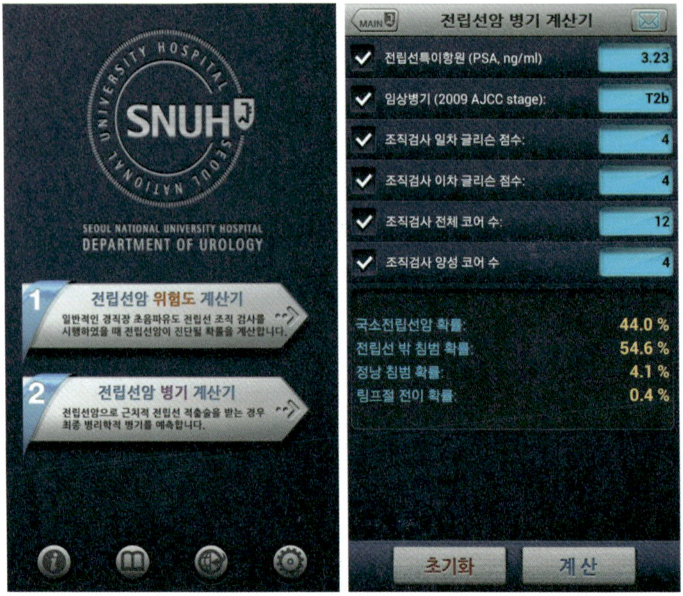


**그림 12. 한국인의 전립선암 위험도 및 병기 계산기 스마트폰 애플리케이션** (서울대학교병원)

암이 전립선에 국한되어 있을 확률, 전립선 피막을 침범하였을 확률, 정낭을 침범하였을 확률, 림프절 전이 확률 등을 알 수 있다.

Hospital Memo

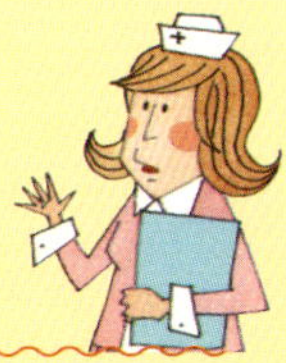

## 우리나라 전립선암 환자의 특징

전립선암은 서구의 경우 남성의 가장 흔한 암이지만, 우리나라에서는 아직 그렇게 흔하지는 않다. 다른 암도 마찬가지이지만 특히 전립선암은 인종간·국가간 차이를 보이는 암이다. 이는 유전적인 원인, 식습관의 차이, 주변 환경의 차이에 의한 것으로 추정되지만, 전립선특이항원 보급률의 차이에 의해서도 조기에 발견되는 경우와 그렇지 않는 경우로 차이가 나기도 한다.

본 저자들의 연구에 따르면, 우리나라 전립선암 환자들의 경우 서구에 비해 전립선특이항원 수치가 높고, 병기가 진행된 경우가 많으며, 글리슨 점수가 높아 악성도가 높은 경우가 많다. 또한 수술한 이후에도 생화학적 재발률이 높은 편이지만, 생화학적 재발에서 눈에 보이는 전이로 진행하는 기간은 서구 환자들에 비해 길다. 그러나 일단 전이가 발생한 경우 사망까지의 기간이 서구에 비해 매우 짧은 특징이 있다.

따라서 우리나라 전립선암 환자들은 일반적으로 서구의 환자들에 비해서 보다 적극적인 치료가 필요한 경우가 많다. 최근에는 국소전립선암이 아닌 3기 이상의 진행성 전립선암에도 수술 이후 방사선 치료, 호르몬 치료를 병행하는 경우 예후가 비교적 좋아 다양한 치료를 동시에 적용하는 예도 늘고 있다.

09

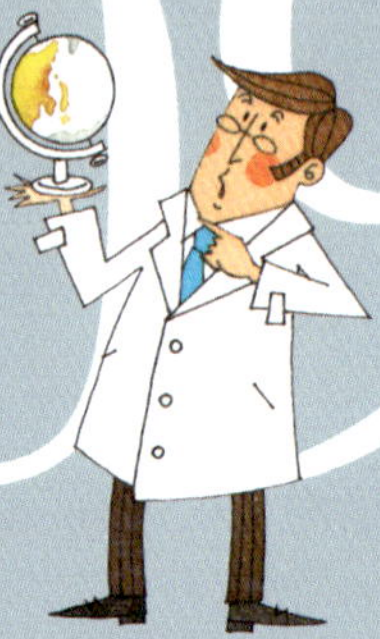

# 전립선암의 치료

전립선암은 진행 정도와 병기에 따라 매우 다양한 양상을 보인다. 따라서 병의 상태에 따라 다른 치료를 선택해야 한다.

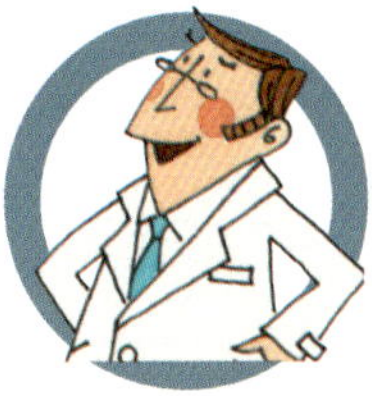

## 전립선암의 진행 정도에 따라 달라지는 치료 방법

전립선암에서 최선의 치료 방법은 무엇일까? 어떤 단일 치료 방법도 최고라고 할 수 없다. 전립선암이란 한 가지 치료로 다 해결할 수 있는 질병이 아니기 때문이다. 전립선암은 개인에 따라 각기 다른 양상을 보이며, 치료 방법을 선택할 때는 여러 요소들을 고려해야 한다. 예를 들어, 암의 임상적 병기만으로 치료를 선택하는 것이 아니라, 환자의 나이와 전반적인 건강상태 등을 고려하여 치료를 선택해야 한다.

전립선에 국한된 초기 전립선암의 경우에는 전립선암을 완치시키는 방법으로 수술 치료나 방사선 치료를 시행한다. 일부 아주 낮은 위험도의 전립선암이라면 치료를 하지 않고 경과 관찰을 하면서 전립선암이 진행되면 치료를 하는 방법을 선택할 수도 있다.

전립선암이 어느 정도 진행하여 전립선 밖으로 자라거나 전이가 된 경우에는 호르몬 치료를 시행한다. 호르몬 치료란 전립선암이 자라는 데 필수적인 남성호르몬을 차단하여 전립선암을 억제하는 치료이다.

하지만 호르몬 치료는 전립선암을 거의 사라지게 할 수는 있지만, 모든 전립선암 세포를 없어지게 할 수는 없다. 따라서 호르몬 치료로 전립선암을 완치시킬 수는 없으며, 억제만이 가능하다. 호르몬 치료를 시행한 후 어느 정도 시간이 지나면 전립선암 세포는 호르몬 치료에 저항하여 자라기 시작하며, 이를 '호르몬 불응성 전립선암' 혹은 '거세 불응성 전립선암'이라고 한다.

거세 불응성 전립선암으로 전립선암이 변화하면 다음 단계의 치료로 항암 치료나 표적 치료를 시행한다.

최근 거세 불응성 전립선암에 사용할 수 있는 새로운 약제들이 많이 개발되고 있어 전립선암의 미래는 밝은 상태이다.

## 국소 전립선암의 치료

20여 년 전만 해도 전립선암으로 진단된 환자들은 나이가 꽤 들어서 병이 진행된 채 발견되곤 하였다. 따라서 과거에는 대부분의 치료 방법이 증상을 줄여 주는 완화 요법에 초점이 맞추어져 있었다. 그리고 환자는 전립선암으로 진단된 후 몇 해가 되지 않아 죽음을 맞이하곤 하였다.

그러나 최근에는 상황이 많이 바뀌었다. 많은 환자들이 국소 전립선암 상태에서 진단이 되고 완치가 가능해졌다. 이는 전립선특이항원 등의 조기검진이 보편화된 것과 관련이 있다. 오늘날의 남성들은 전립선암이 발생하고 나서 15~20년 후 전립선암의 고통스러운 죽음을 맞이하는 위험으로부터 해방되었다. 이제 전립선암의 치료 목표는 생명 연장만이 아니라, 전립선암을 완치하고, 나아가 요실금 없이 성생활을 가능하게 하여 환자의 삶의 질을 높여 주는 것이다.

전립선에만 국한되어 있는 초기 전립선암의 경우 크게 세 가지를 선택할 수 있다. 하나는 대기요법이고, 수술과 방사선 치료가 또 다른 선택이 될 수 있다. 치료에 관련해서 좋은 결정을 하기 위해서는 스스로에게 많은 질문을 던질 필요가 있다. 예를 들면, '나에게 무엇이 가장 중요한가?', '부작용이 뒤따르더라도 암을 완전히 없애는 것이 나은가, 아니면 암을 완전히 근절시키지 못하더라도 부작용이 최대한 적은 방법을 선택하는 것이 나은가?', '전립선암이 천천히 자라니까 전립선암으로 죽게 될 가능성보다 나이가 들어 다른 질병에 걸려 죽을 가능성이 높지는 않을까?' 등으로, 이에 대하여 심사숙고하여 치료를 선택해야 한다.

## 능동적 대기관찰 요법

대기관찰 요법은 전립선암이 어느 정도 자랄 때까지 치료를 미루는 것을 말한다. 대기관찰 요법을 선택하면 수술이나 방사선 치료의 합병증을 피할 수 있고, 치료로 인한 당장의 고통과 두려움을 피할 수 있다는 장점이 있다. 그러나 완치가 가능한 상태에 있는 환자의 경우 치료 시기를 놓칠 수 있다는 것이 단점이다. 일단 전립선암이 전립선을 벗어나면 완치가 가능한 시기를 놓쳐 버릴 수 있다.

하지만 최근의 대기관찰 요법은 단순히 '아무것도 안 한다'는 의미는 아니다. 즉 정기적인 검사를 통하여 암이 자라고 있다는 신호가 보일 때까지 치료를 미루었다가, 적절한 시기에 적극적인 치료를 하는 것을 의미한다. 이러한 개념이 정립되면서 '능동적 대기관찰 요법'이라는 용어를 사용하고 있다.

이와 같은 치료의 적절한 대상은 전립선암이 아주 낮은 위험도의 초기 암이면서, 다른 질환으로 인하여 치료를 받기 어렵거나, 고령으로 기대수명이 10년이 넘지 않는 남성이다. 이러한 환자는 10년 이내에 전립선암으로 죽을 가능성이 비교적 적다. 또한 암이 진행되어 증상이 나타난다고 하더라도 호르몬 요법 등 다른 치료를 시행할 수 있다. 3기 이상의 병기로 판정받은 환자 중 수술이나 방사선으로 인한 부작용을 걱정하는 사람들도 대기관찰 요법을 고려할 수 있다.

하지만 우리나라의 전립선암은 서구의 전립선암보다 악성도가 높은 경우가 많고, 환자와 의사 모두가 암이 진행되지 않을지에 대한 걱정과 불안을 견뎌야 하기 때문에, 적극적 감시 치료를 유지해 나가는 것이 쉽지만은 않다.

## 근치적 전립선 절제술(수술 치료)

전립선에 국한된 암을 가지고 있는 경우, 적극적 치료를 고려할 때 근치적 전립선 절제술과 방사선 치료 두 가지 방법을 선택할 수 있다. 10년 이상의 기대수명이 예상되는 환자에서 전립선암이 국소적으로 있을 때 치료의 최종 목표는 완치이다. 근치적 전립선 절제술의 가장 큰 장점은 완전히 암을 제거하여 완치가 가능하다는 것이다.

그러나 근치적 전립선 절제술은 간단한 수술은 아니다. 난이도가 높은 수술이며, 수술을 선택하려면 환자가 수술을 받을 수 있을 상태가 뒷받침되어야 한다. 전문적인 의사에게 수술을 받는다면, 수술의 부작용은 방사선 치료를 받을 때와 비슷하다.

가장 이상적인 근치적 전립선 절제술의 대상은 수술로 인해 많은 이득을 얻을 수 있는 환자이다. 즉 완치가 가능할 것으로 예상되는 경우와, 완치가 필요할 만큼 기대수명이 많이 남아있는 환자를 뜻한다. 완치가 가능할 것으로 예상되는 경우는 전립선암이 전립선에 국한된 경우, 또는 전립선암이 전립선 벽을 침범하였지만 전립선 외부로 자라지는 않아 완전한 제거가 가능한 경우이다. 국소병기가 3기 이상인 경우에는 완치가 되지 않을 수도 있기 때문에 표준적인 치료법은 아니지만 선택적으로 수술적 치료를 시행할 수도 있다.

## 방사선 치료

방사선 치료의 가장 큰 장점은 수술로 인한 고통이 없다는 것이다. 또한 방사선 치료는 수술에 비해 시술자의 숙련도에 영향을 덜 받는다는 점과, 전립선암이 전립선을 넘어서 자란 경우에도 치료해 볼 수 있다는 장점이 있다.

반면 가장 큰 단점은, 특히 젊은 환자의 경우 전립선암 치료 효과가 평생 동안 지속되지 못할 수도 있다는 것이다. 전립선암은 전립선 내부에 여러 군데 발생하는 '다발성' 특징을 가지고 있다. 따라서 전립선암을 완치하기 위해서는 전립선 전체를 제거하거나 전립선 세포 전체를 죽여야만 한다. 방사선 치료로 전립선 세포를 대부분 죽일 수는 있지만, 젊은 나이에 방사선 치료를 시행한 경우 이러한 효과가 일생 동안 지속되는지에 대한 불확실성이 존재한다.

근치적 치료를 위한 방사선 치료에는 3차원 입체 조형 방사선 치료법, 강도 변조 방사선 요법, 양성자 치료 등이 있다. 방사선 치료의 경우 가능하다면 전립선 조직에만 방사선을 조사하는 것이 좋지만, 실제로는 주변을 통과하여 방사선이 들어가야 하기 때문에 전립선에 방사선을 조사하여 전립선 세포만을 죽이는 것은 현실적으로 불가능하다. 따라서 외부에서 쏘는 방사선이 전립선이라는 목표 기관에 조사량이 높고 그 주변은 거의 조사가 되지 않도록 하는 방법을 사용한다. 방사선 치료의 방법에 따라 주변 조직이 불가피하게 영향을 받게 되는 방사선 양은 차이가 있다.

최근 기술의 발전으로 이전보다는 방사선 치료의 부작용과 합병증이 많이 줄어들었다. 가장 흔한 부작용은 설사와 같은 장과 관련된 증상과 배뇨와 관련된 증상이다. 하지만 대부분의 경우에는 식사 조절 및 약물 복용으로 이러한 합병증을 호전시킬 수 있다. 성기능 장애는 근치적 전립선 절제술과 비교하면 천천히 나타나는데, 이는 방사선의 혈관에 대한 영향이 서서히 누적되어 나타나기 때문이다.

## 근치적 전립선 절제술(수술 치료)과 방사선 치료의 비교

최근 수술과 방사선 치료 모두 기술이 발전하였기 때문에 부작용의 발생 빈도가 적고 치료 성적도 매우 좋다. 따라서 두 치료법의 부작용과 치료 성적은 거의 동일하다고 보아도 무방하다.

다만, 수술을 한 이후 전립선암이 재발한다면 방사선 치료를 시행하여 전립선암을 조절하는 것은 어렵지 않으나, 방사선 치료 이후 전립선암이 재발한다면 유착이 심해 수술을 하기가 매우 어려워 수술로 전립선암을 조절하기가 힘들다는 차이가 있다.

## 국소 전립선암에 대한 수술 이외의 다른 치료법

전립선암이 전립선 내부에만 국한되어 있는 국소 전립선암의 경우, 근치적 목적(완치를 목적으로 하는 치료)으로 시행할 수 있는 수술 이외의 다른 치료로 방사선 치료를 고려할 수 있다. 또한 환자의 나이가 아주 많거나 위중한 동반 질환이 있을 때에는 호르몬 치료를 선택하거나 능동적 대기관찰 요법을 시행하기도 한다.

이 외에도 일부 병원에서는 냉동요법이나 고주파 치료(HIFU), 근접 방사선 치료를 시행하기도 하지만, 현재로서는 일차 치료로 추천되고 있지는 않다.

10

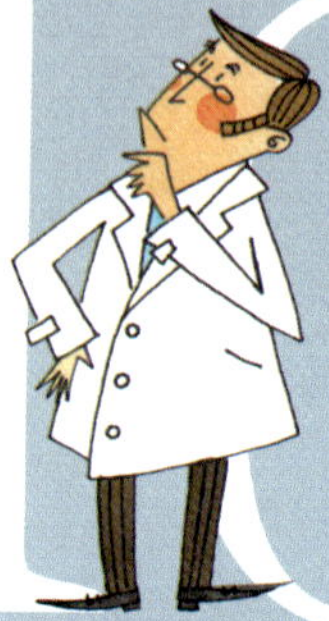

# 전립선암의 수술 치료

전립선암이 전립선에 국한되어 있다면 수술 치료가 가장 표준적인 치료라고 할 수 있다. 최근 수술 기법이 발전하고 수술 방법이 다양해짐에 따라 수술 합병증이 감소하였고, 치료 성적 또한 좋아졌다.

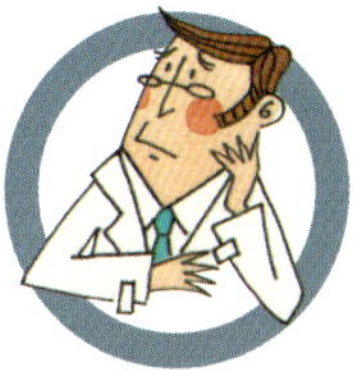

## 전립선암의 수술 치료

전립선암은 과소평가하지 않아야 한다. 전립선암은 한번에 여러 군데에서 자라는 만만치 않은 암종이다. 따라서 이를 치료하기 위해서는 전립선 일부만 떼어내서는 안 되고, 전립선 전체를 제거해야 한다.

만약 암이 전립선 내에만 국한되어 있다면, 수술적 치료법인 근치적 전립선 절제술보다 더 뛰어난 치료 방법은 없을 것이다. 다른 종류의 치료 방법들도 개발되었지만, 그 목적은 근치적 전립선 절제술과 같은 효과를 나타나게 하는 것이다. 전립선암이 전립선 막이나 전립선 벽을 침범하였어도 전립선에 국한된 상태라면 치료가 가능하다. 그리고 능숙한 비뇨기과 의사가 수술을 집도할 경우 성기능을 보존할 수 있으며, 요실금의 발생도 드물다.

하지만 근치적 전립선 절제술을 모든 전립선암 환자에게 시행할 수는 없다. 이 수술은 젊고 치유 가능한 상태에 있는 사람들에게만 시행한다. 이 환자들은 전립선암이 없었더라면 아주 건강한 삶을 유지했을 사람들로, 10~15년 이상의 기대수명을 예상할 수 있는 사람들이다.

## 근치적 전립선 절제술(개복술)

1904년 존스홉킨스 병원의 비뇨기과 의사 휴 햄튼 영(Hugh Hampton Young)이 전립선을 제거하는 수술을 최초로 시행하였다. 이 방법은 고환과 항문 사이의 회음부를 절개하여 수술을 하는 방법으로 근치적 회음부 전립선 절제술(RPP)이었다. 1940년 후반부에 들어서 현재의 수술 방법과 유사한 근치적 후치골 전립선 절제술(RRP)이 도입되었다. 초기의 수술 방법은 종종 과다출혈이 동반되어 난이도가 매우 높은 어려운 수술로 생각되었고, 이에 1960년대에 나온 방사선 요법이 상대적으로 의사들에게 환영받으면서 널리 적용되었다.

1970년대 초반 전립선에 관련된 해부학적 지식들이 축적되면서 패트릭 왈시(Patrick Walsh) 등에 의해 전립선 상부의 배부(背部)정맥을 결찰하는 변형된 근치적 후치골 전립선 절제술이 제시되었다. 결과적으로 적은 출혈량으로 수술이 더 안전해졌으며, 수술 중 전립선 주변 조직을 더 잘 관찰할 수 있게 되었다. 이로 인하여 혈관신경다발을 보존하는 술식도 가능해져, 수술 후 성기능을 보존하고 요실금을 줄이는 비약적인 발전이 이루어졌다.

수술 방법을 살펴보면, 우선 배꼽 아래 부위부터 치골(성기 바로 윗부분의 배에서 만져지는 골반뼈)까지의 피부를 절개한 후, 치골의 뒤쪽 골반 내에 있는 전립선으로 접근한다. 그리고 전립선과 요도 위를 따라 주행하는 배부정맥을 묶고 자른 후 요도를

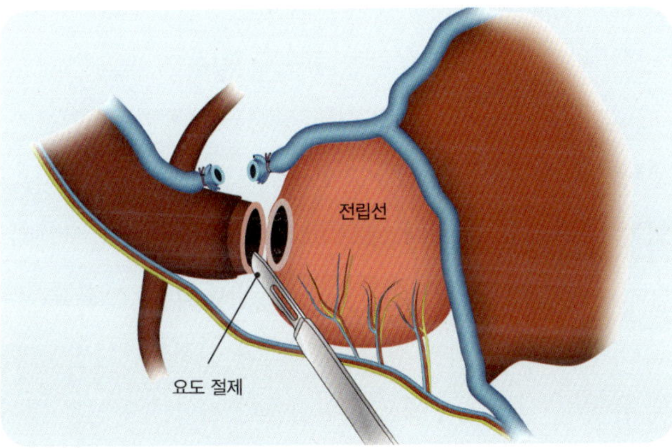


그림 13. 배부정맥 및 요도의 절제

절개한다. 이 부분이 수술 중 가장 어려운 단계 중 하나로, 전립선과 그 외 조직의 구분이 까다롭다. 전립선에 가까운 부분에서 절개하면 종양이 남아 있을 가능성이 있고, 반대로 전립선에서 너무 멀리 떨어져서 요도를 자르면 괄약근 손상이 발생하여 수술 후 요실금이 발생할 가능성이 높다. 따라서 절개 부위는 한 치의 오차도 없이 정확해야 한다.

다음으로 수술 중 환자의 성기능을 유지할지 말지를 결정해야 한다. 전립선암 수술의 일차 목적은 암의 완전한 제거이고, 성기능의 보존은 이차적 목표라 할 수 있다. 전립선암이 조기에 발견되었다면 발기에 중요한 신경혈관다발을 보존하면서도 암을 완전히 제거할 수 있는 가능성이 높다. 하지만 암이 어느 정도 진행되어 있다면, 발기에 중요한 신경을 포함하여 전립선을 광범위하게 절제해야 하는 경우도 있다.

수술하기 전에 발기와 관련된 신경을 보존할 수 있을지 미리 정확하게 알 수는 없다. 수술장 안에서만 전립선암이 어디까지 있는지 확인할 수 있기 때문이다. 수술 중에 전립선암이 전립선 가장자리 부근에도 있는 것으로 판단되면, 신경혈관다발을 불가피하게 제거해야 한다. 전립선과 신경혈관다발을 분리할 때 유착이 심한 경우에도 전립선암이 전립선 영역을 벗어나 전립선 밖으로 자랐을 가능성이 높기 때문에, 발기 기능에 중요

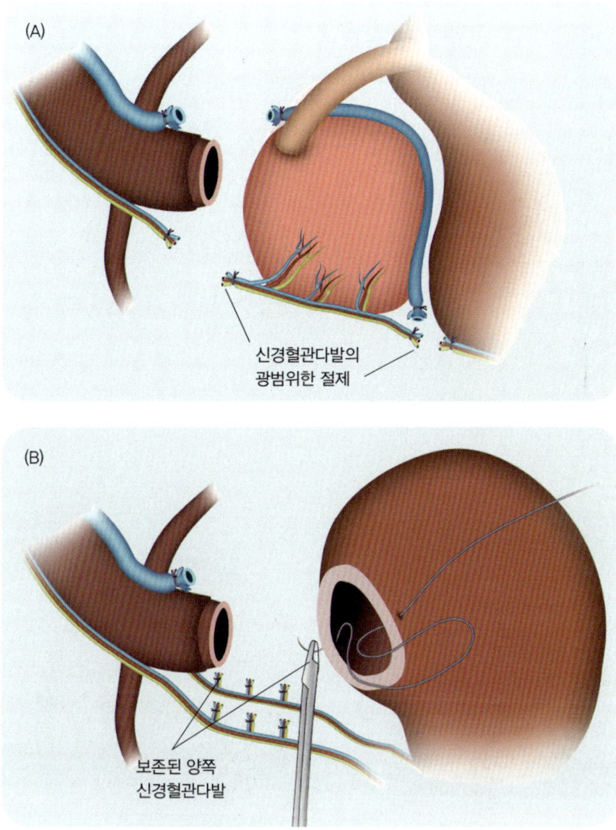


**그림 14. 전립선의 가측 절제**

(A) 신경혈관다발을 포함한 광범위한 절제
(B) 신경혈관다발을 보존한 경우

한 신경혈관다발을 제거할 수밖에 없다.

다음으로 전립선과 방광이 연결되어 있는 방광 경부를 절개한다. 이때 동시에 정관과 정낭도 제거하게 된다. 이 과정이 종료되면 전립선이 완전히 분리되어 몸 밖으로 꺼낼 수 있게 된다. 이제 남은 과정은 서로 분리된 요도와 방광을 다시 이어주는 것이다. 전립선이 제거되어 빈 공간은 이제 방광으로 채워지게 된다. 수술 후에는 상처가 아물고 방광과 요도를 연결한 부위에 소변이 새지 않을 정도로 조직이 붙을 때까지 소변줄(도뇨관)을 가지고 있어야 한다.

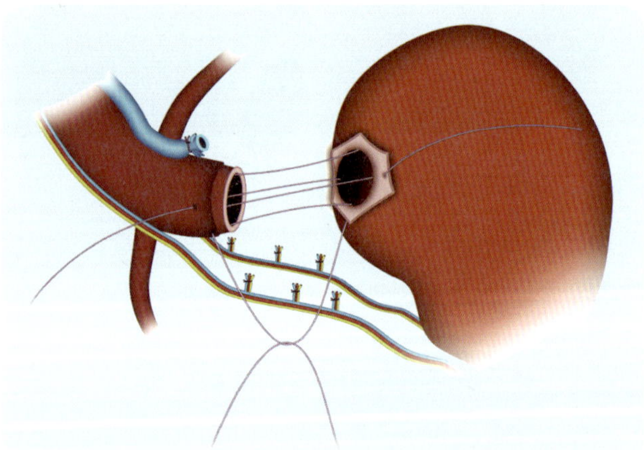

**그림 15. 요로의 재건**

## 복강경 근치적 전립선 절제술

복강경 수술은 수술 상처가 작고 부작용이 적으면서 수술 후 회복에 걸리는 시간이 짧아 여러 종류의 암 수술에 사용되고 있다. 전립선암의 경우 불과 10여 년 전만 하더라도 복강경으로 근치적 전립선 절제술을 시행하면 출혈이 심하고 방광과 요도의 연결이 어려워 12시간 이상 걸리는 고난이도의 수술이었다. 그러나 최근 새로운 봉합 방법이 개발되면서 수술 시간이 비약적으로 감소되고 출혈의 위험성도 낮아졌다.

하지만 수술이 도입된 지 얼마 되지 않아 아직까지 장기적으로 암을 얼마나 완치할 수 있는지에 대한 자료가 충분하지 않다. 개복 수술에서는 직접 손으로 느끼면서 종양의 위치 및 범위에 대한 미세한 차이를 확인할 수 있지만, 복강경 수술은 이를 오직 화면으로만 확인해야 하기 때문에 제한점이 있다. 더욱이 최근 활발히 도입되고 있는 로봇을 이용한 근치적 전립선 절제술이 전립선암 분야의 최소 침습 수술 영역을 빠르게 대체하고 있어, 최근에는 복강경을 이용한 수술의 빈도가 감소하고 있다.

### 로봇을 이용한 근치적 전립선 절제술

전립선암 분야에서 활용되고 있는 다빈치(da Vinci)라는 로

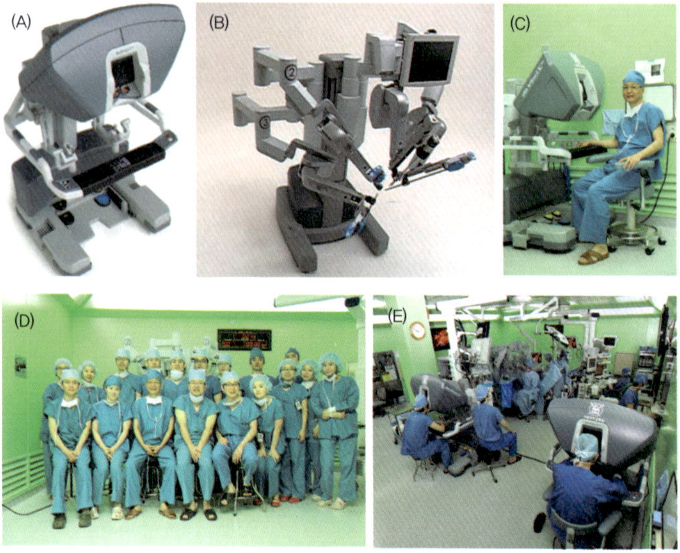


**그림 16. 로봇 보조 근치적 전립선 절제술에 이용되는 다빈치 로봇**

(A) 수술하는 의사가 로봇을 조절하는 원격조절장치
(B) 실제 수술을 시행하는 로봇 본체
(C) 원격조절장치에서 수술을 시행하는 김현회 교수
(D) 서울대학교병원 비뇨기과 로봇 수술 팀
(E) 실제 로봇 수술을 시행하는 수술장 전경

봇은 총 4개의 팔을 가진 수술 전용 로봇으로, 사람의 손으로는 어려운 정밀한 수술을 할 수 있다. 로봇을 이용한 근치적 전립선 절제술을 할 때에는 의사가 환자 곁에서 수술을 하는 것이 아니라, 수술대 옆에 있는 작은 컴퓨터 화면 앞에 앉아 화면을 보면서 조종관을 움직이며 수술을 집도한다.

로봇을 이용하면 로봇이 정밀한 카메라로 촬영한 환자의 골반 내부를 입체로 확대해서 볼 수 있어 정확도가 일반 수술에 비해 더 높다. 개복 수술의 경우 보통 10cm 이상의 피부 절개가 필요하지만, 로봇 수술은 3cm 이하의 피부 절개만으로도 수술이 가능하다.

로봇 수술의 가장 큰 장점은 초정밀 수술이 가능하다는 것이다. 이는 로봇이 손의 떨림을 보정해 주고, 3차원 카메라가 시야를 6~10배 정도까지 확대해서 보여 주기 때문이다. 따라서 로봇을 이용하여 전립선암 수술을 시행하면 복잡한 혈관 및 신경의 손상을 최소화하면서 수술을 할 수 있다. 이로써 수술 중 출혈이 적고, 수술 후 요실금이나 발기부전의 빈도가 적다. 이러한 이유로 최근에는 로봇을 이용한 근치적 전립선 절제술이 전립선암 치료의 새로운 표준 치료 방법으로 부각되고 있다.

11

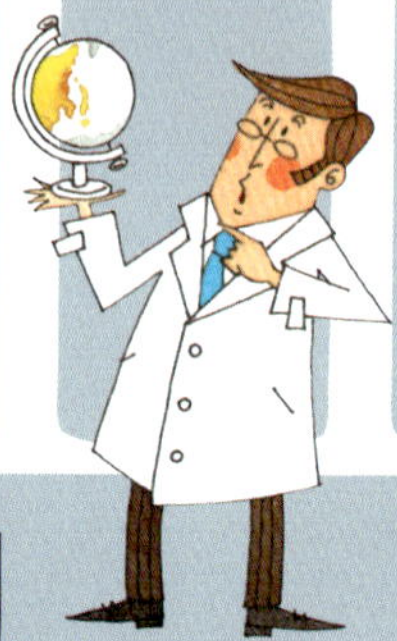

# 전립선암 수술의 합병증과 그 치료

최근 들어 전립선암 수술의 합병증이 매우 적어졌지만, 일부 환자에서는 수술 이후 합병증을 경험할 수 있다. 중요한 합병증으로 혈전색전증, 방광경부 협착, 요실금과 발기부전을 들 수 있으며, 이러한 합병증이 발생하면 치료와 관리가 필요하다.

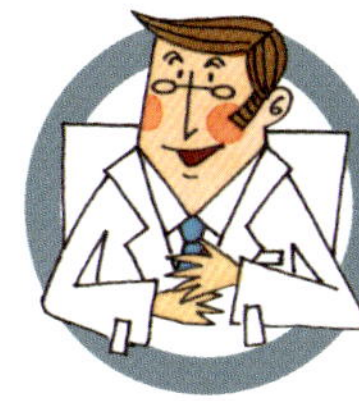

전립선암 수술 후 발생할 수 있는 합병증으로는 혈전색전증, 방광경부 협착, 요실금, 발기부전이 있다. 요실금과 발기부전은 비교적 흔한 합병증이지만, 환자의 노력에 따라 회복 과정이 달라질 수 있다.

## 혈전색전증

전립선암 수술 후 발생 가능한 합병증 중 반드시 알아야 할 중요한 합병증으로 우선 혈전색전증을 들 수 있다. 혈전색전증은 수술 직후 수일 내에 발생하며, 전립선암을 수술했기 때문에 생기는 것이 아니라 장기간 누워 있기 때문에 발생한다. 마취가 필요하고 장기간 누워 있어야 하는 모든 수술에 공통적으로 발생할 수 있는 합병증이다. 매우 드물게 나타나지만, 일단 발생하면 사망에 이를 수도 있으므로 초기 증상에 대해 알아두는 것이 좋다.

다리가 붓는 증상, 종아리 부위의 통증, 갑작스러운 가슴 통증, 숨을 크게 들이마실 때 심해지는 가슴 통증, 기침할 때 피가 섞여 나오는 증상, 숨이 가쁘고 갑자기 힘이 빠지면서 어지러운 증상 등이 생길 경우 혈전색전증을 의심해 보아야 한다. 만약 퇴원 후에 이러한 증상이 생겼다면 즉시 병원 혹은 응급실을 방문해야 한다.

혈전색전증은 일단 발생하면 위중하기 때문에 무엇보다 미리 예방을 하는 것이 중요하다. 혈전색전증을 예방하기 위해서는 움직여도 괜찮다는 의사의 지시가 있으면 지속적으로 움직이고 걸어다니면서 운동을 하는 것이 도움이 된다. 또한 눕거나 앉아 있을 경우에는 다리를 똑바로 내리고 있는 것보다는, 의자나 소파에 올리고 있는 것이 좋다.

### 방광경부 협착

근치적 전립선 절제술을 시행한 환자의 0.5~10% 정도에서 발생할 수 있는 합병증으로, 증상은 소변이 아주 천천히 느리게 나오거나 원인 모를 요실금으로 나타날 수 있다. 이는 방광과 요도 사이 봉합 과정에서 생긴 상처 때문에 발생하는 것으로 생각된다. 이와 같은 증상이 있다면 담당의와의 상담이 필요하다.

치료는 좁아진 방광 경부를 시술 혹은 간단한 수술을 통해 절개해 주는 것으로 쉽게 해결할 수 있다.

## 요실금

요실금은 일반적으로 남성보다는 여성에서 흔히 발생하는 증상이다. 그 이유는 남성에서는 구조적으로 소변을 참는 기능이 더 잘 발달되어 있기 때문이다. 남성에서 소변을 참게 해주는 기능을 하는 부분은 방광경부 괄약근, 전립선, 요도 괄약근 이렇게 세 부분이다. 여자는 요도 괄약근의 기능만으로 소변을 참는데, 남자는 2개의 구조물이 더 있는 것이다.

전립선암으로 인하여 수술 치료인 근치적 전립선 절제술을 받으면 방광경부 괄약근과 전립선을 제거하게 된다. 따라서 여성과 마찬가지로 하나의 괄약근으로 소변을 참아야 하고, 이전보다는 소변을 참는 능력이 떨어지게 되어 요실금이 흔히 발생한다.

수술을 할 때 요도 괄약근은 최대한 보존하기 때문에, 수술 직후 발생하는 요실금은 시간이 지나면 대부분 회복되거나 줄어들게 된다. 최근에는 요도후방재건술이라는 수술 기법을 이용하여 요실금의 회복을 빠르게 하고 있다. 일부 환자에서는 전립선암이 요도 괄약근을 침범하거나, 주변 유착이 심하거나, 요도가 매우 짧은 경우에는 요도 괄약근을 완전히 보존하지 못하는 경우도 발생할 수 있다. 이렇게 요도 괄약근이 손상을 입으면 심한 요실금이 지속되는 경우도 있다.

Hospital Memo

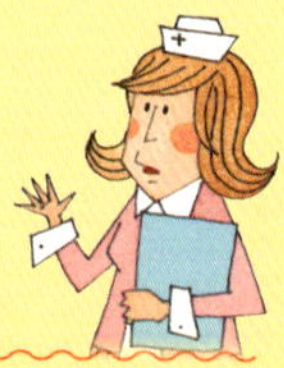

## 자제 능력이 좋아지는 골반저근 운동(케겔 운동) 방법

항문 근육을 조여 배 쪽으로 끌어올린다는 기분으로 엉덩이 쪽의 근육을 조인 후 5~10초 정도 참는다. 이때 배 쪽의 근육은 사용하면 안 되며, 배에 양 손바닥을 살짝 올렸을 때 복벽에 힘이 들어가 있지 않아야 한다. 하루에 50번 정도 이상, 할 수 있다면 여러 번 반복 운동하는 것이 좋다.

요실금이 있을 경우 골반저근 운동을 하면 요 자제 능력(소변을 참는 능력)이 점진적으로 좋아진다. 대부분의 경우 6개월 이상 지속하다 보면 서서히 좋아지는 것을 느낄 수 있다.

이와 같은 치료에도 불구하고 매우 드물게 심각한 정도의 요실금이 2년 이상 지속되는 경우에는 인공 요도 괄약근을 설치하는 수술을 고려해 볼 수 있다.

## 발기부전

발기부전은 전립선암 수술 후 흔히 나타나는 합병증이다. 근치적 전립선 절제술 후의 성기능은 나이, 암의 병기, 발기 신경의 보존 정도에 영향을 받는다. 수술 전에도 성행위가 거의 없는 환자에게는 큰 문제가 되지 않을 수 있지만, 성적 활동이 왕성한 환자에게는 삶의 질에 영향을 줄 수 있다. 수술 시 발기 신경을 보존하면, 처음에는 잘 발기가 되지 않더라도 시간이 지나면서 점차적으로 발기 능력이 개선된다.

발기 능력을 더욱 개선되도록 하기 위해서는 성기에 자극을 주어 발기가 되도록 노력하는 음경 재활 요법이 도움이 된다. 근육을 다쳤을 때 재활 치료가 필요한 것과 비슷하다고 볼 수 있다. 근치적 전립선 절제술 후에는 그 전과는 달리 시각이나 정신적 자극보다 직접적인 촉각이 발기를 일으키는 데 훨씬 중요하므로, 부분적인 발기가 가능하다면 직접적인 자극을 주는 것이 좋다. 이러한 직접적인 자극은 혈류를 음경으로 유입시키는 것을 촉진하여 회복을 빠르게 해준다.

최근에는 비아그라와 같은 발기기능 개선제를 저용량으로 매일 지속적으로 복용하면 발기 능력의 회복에 도움을 줄 수 있다고 알려져 임상에서 많이 이용되고 있다.

Hospital Memo

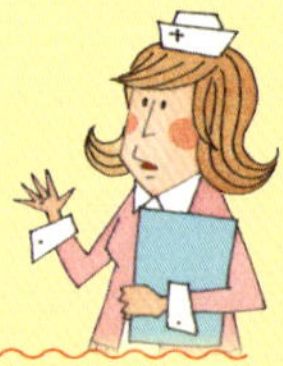

## 한국인 전립선암 예방 수칙

❶ 50대 이상 남성은 연 1회 전립선암 검진을 받는다.
❷ 된장, 두부, 청국장 등 콩이 많이 함유된 식품을 즐긴다.
❸ 동물성 고지방식은 피한다.
❹ 신선한 채소, 과일을 많이 섭취한다.
❺ 항산화 물질인 리코펜이 풍부한 토마토를 익힌 상태로 섭취한다.
❻ 일주일에 3회 이상, 1회에 30분 이상 운동을 한다.

출처: 대한비뇨기과학회

일부 환자에서 수술 이후 발기기능 개선제를 복용하여도 발기가 거의 되지 않는 경우가 있을 수 있다. 이때에는 음경 내 주사 치료, 진공 발기 기구, 음경 보형물 삽입 등을 시행해 볼 수 있다.

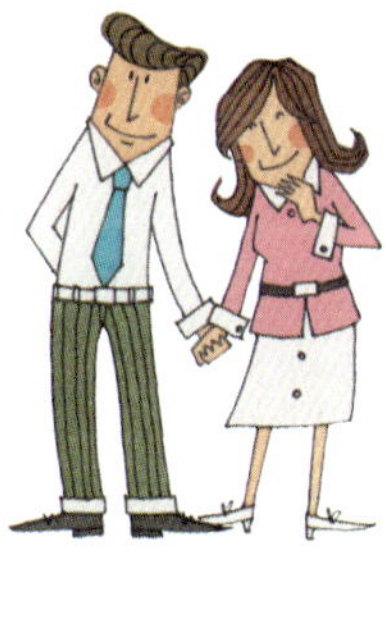

12

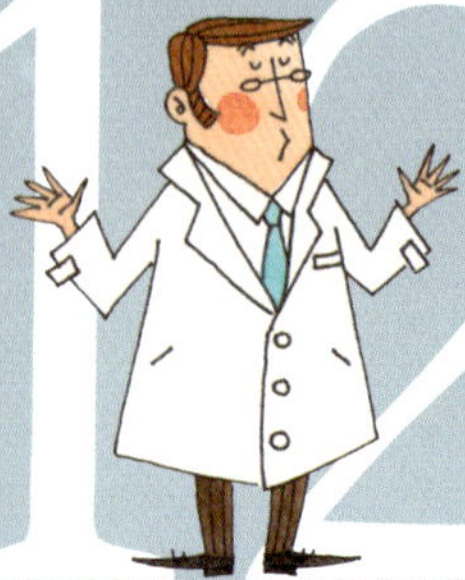

# 전립선암 수술 이후의 경과 및 완치 가능성

전립선암 수술 이후 전립선특이항원(PSA) 검사로 암의 재발 여부를 확인할 수 있다. 아주 미세한 전립선암이라도 재발하게 되면 전립선특이항원 검사로 이를 미리 알 수 있으며, 약 1/3의 환자에서 재발이 발생할 수 있다. 하지만 수술 이후 전립선암이 미세하게 재발하였다 하더라도 조기에 발견할 수 있기 때문에, 적절한 치료를 추가하면 전립선암이 생명을 위협할 가능성은 매우 적다.

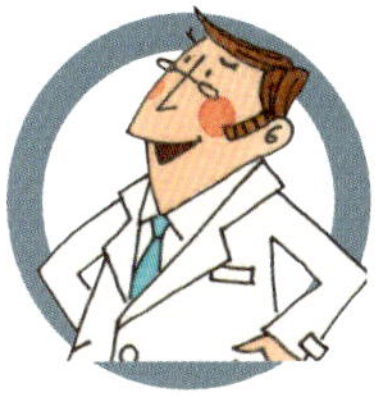

## 전립선암 수술 이후의 경과 관찰

전립선암 수술의 궁극적인 목적은 전립선을 완전히 절제해 전립선암을 완치시키는 것이다. 하지만 전립선은 몸속 깊은 곳에 있고 주변에 보존해야 할 장기가 많기 때문에, 모든 전립선암을 수술로 완치시킬 수는 없다. 더욱이 수술 당시 이미 전립선암이 밖으로 미세하게 자라나온 경우나 미세하게 림프절 전이가 있는 경우, 수술을 완벽하게 하였다 하더라도 전립선암이 재발하게 된다.

그렇다면 전립선암을 수술한 이후에 전립선암이 재발했는지 알기 위해서는 어떻게 검사를 해야 할까? 결론은 아주 간단하다. 전립선특이항원 검사를 시행하면 아주 미세한 재발이라도 알 수가 있다. 이미 수술로 전립선을 완전히 절제하였고 전립선특이항원은 전립선 조직에서만 만들어지기 때문에, 수술을 하면 전립선특이항원 수치는 0에 가깝게 떨어진다. 일반적으로 수술을 하게 되면 전립선특이항원 수치는 0.2ng/ml 미만으로 떨어지며, 실제로 측정이 불가능할 정도로 수치가 낮게 떨어지는 경우가 대부분이다.

그렇다면 수술 이후에 전립선특이항원을 측정하였는데 수치가 어느 정도 높게 나온다면, 이는 전립선 조직이나 전립선암 조직이 있다는 것을 의미한다. 따라서 전립선암 수술 이후에는 정기적으로 전립선특이항원 검사를 시행하여 재발 여부를 확인해야 한다.

근래에는 기술의 발달로 극도로 민감한 전립선특이항원 검사가 가능하여 소수점 셋째 자리까지도 알 수 있지만, 전립선특이항원 수치가 0.1ng/ml 미만인 경우에는 큰 차이가 없다고 생각하면 된다. 전립선특이항원 수치가 약간씩 변화하더라도 크게 걱정을 할 필요는 없으며, 전립선특이항원 수치는 치료 중에 약간의 오르내림이 있으니 그 추이를 관찰하는 것이 중요하다.

전립선특이항원 수치가 0.2ng/ml 이상으로 높고 2회 연속 상승하는 경우에는 재발을 의미하며, 이를 생화학적 재발(BCR)이라고 한다.

## 전립선암 수술 이후 생화학적 재발

생화학적 재발(BCR)이란 전립선특이항원 수치가 높아져서 진단된 재발을 의미한다. 그냥 재발이라고 부르지 않고 생화학적 재발이라고 부르는 이유는, 전립선암이 아주 미세하게 재발하여도 전립선특이항원 검사로 찾아내어 재발을 진단하며, 영상검사나 다른 검사로 전립선암이 어디에 있는지 찾을 수 없는 단계에서 재발을 찾아내기 때문이다.

## 전립선암 수술의 완치율

전립선암 수술을 시행한 이후 전립선특이항원 수치가 0에 가깝게 유지되어 생화학적 재발조차도 발생하지 않는다면, 이는 전립선암이 완치된 것이다. 전립선암을 수술로 치료하면 약 1/3의 환자에서 생화학적 재발이 발생한다. 따라서 전립선암 수술 이후 전립선암이 완치될 가능성은 약 2/3라고 할 수 있다.

수술 후 생화학적 재발이 발생하는 1/3의 환자에서 재발이 나타나는 시기를 살펴보면, 약 50%는 수술 후 3년 이내에, 80%는 5년 이내에, 99%는 10년 이내에 발생하지만, 매우 드물게 15년 이상 후에도 재발이 있을 수 있다.

따라서 다른 암과 달리 전립선암의 경우에는 전립선특이항원 수치 추적 관찰을 오랜 기간 동안 해야 한다.

## 생화학적 재발이 잘 발생하는 경우

그렇다면 어떤 경우에 생화학적 재발이 잘 발생할까? 수술 후에 절제한 전립선을 현미경으로 검사하여 최종적인 전립선암의 상태를 평가하는 병리검사 결과, 전립선암이 전립선에만 국한되어 있고 절제한 전립선의 경계부에 전립선암이 없는 경우에는 생화학적 재발이 잘 발생하지 않았다.

전립선암의 생화학적 재발을 예측하기 위하여 여러 가지 검사 결과를 사용하여 평가를 하게 된다. 일반적으로 암의 병기, 글리슨(Gleason) 점수, 수술 전 전립선특이항원 수치를 이용하여 예후를 예측한다. 글리슨 점수가 6점 이하이고, 전립선특이항원 수치가 10ng/ml 미만인 경우에는 생화학적 재발의 위험이 낮다. 반면 병리검사에서 전립선암이 전립선 피막을 침범하였거나, 글리슨 점수가 8점 이상이거나, 전립선특이항원 수치가 20ng/ml를 넘는 경우에는, 다른 장기에 전이가 없더라도 10년 이내에 생화학적 재발이 발생할 가능성은 약 40%이다.

또한 병리검사 결과 전립선암이 전립선에 국한되지 않고 밖으로 자라 나갔거나, 전립선 근처의 신경이나 혈관 또는 림프관을 침범한 경우, 절제한 전립선의 경계부에 전립선암이 존재하는 경우, 정낭을 침범하거나 림프절 전이가 있는 경우에는 그렇지 않은 경우에 비해 생화학적 재발의 위험도가 높다.

생화학적 재발의 위험이 높다고 판단되는 경우, 수술 이후 재발을 막기 위해 추가적으로 보조 방사선 치료를 시행하기도 한다.

# 전립선암이 재발했을 경우

수술이나 방사선 치료 이후 생화학적 재발이 발생하였다고 하더라도 절망할 필요는 없다. 생화학적 재발은 아주 미세한 재발이므로, 이런 미세한 암이 자라서 증상을 나타내는 데에는 매우 오랜 시간이 걸린다. 또한 추가 방사선 치료나 호르몬 치료와 같은 치료를 받는다면 전립선암의 생화학적 재발은 생명에 전혀 위협이 되지 않을 수도 있다.

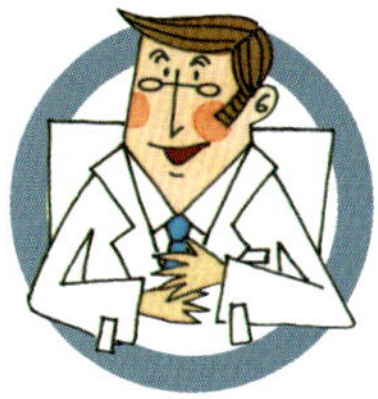

## 전립선암의 재발

처음 치료 이후 생화학적 재발이 발생하였다 하더라도 크게 걱정하거나 절망할 필요는 없다. 수술 이후 생화학적 재발이 발생한 환자에게 아무런 치료를 하지 않아도 8년 이내에 전립선암이 전이하여 진행하는 경우는 1/3에 불과하다.

그만큼 생화학적 재발이란 아주 미세한 재발이며, 전립선암은 대부분 천천히 자라기 때문에, 이런 미세한 암이 자라서 증상을 나타내는 데에는 매우 오랜 시간이 걸린다. 생화학적 재발 후에 전이가 발생하는 데까지는 평균적으로 약 8년의 시간이 걸리고, 전립선암으로 사망하는 데에는 약 13년의 시간이 걸린다. 따라서 생화학적 재발은 검사 수치의 변화를 나타내는 것일 뿐, 이것이 바로 암으로 인한 사망을 예측하는 것은 아니다.

생화학적 재발이 발생하면 추가 방사선 치료를 시행하여 완치를 기대할 수 있다. 또한 호르몬 치료로 전립선암을 억제하는 치료를 시행하여 전립선암이 자라는 것을 막는 치료를 하기도 한다.

## 수술 이후 전립선암 재발의 치료

수술 이후 근치적 목적의 치료 후의 재발은 크게 국소 재발과 전신적 재발 두 가지로 나눌 수 있다. 국소 재발은 전립선이 있던 자리 주위에서 재발한 경우로, 해당 부위를 치료하면 된다. 전신적 재발의 경우에는 전립선 이외의 다른 곳에서 재발한 것으로 전신적 치료를 시행해야 한다. 대부분의 재발이 영상검사에서 보이지 않기 때문에, 국소 재발인지 전신적 재발인지 구분하기 위해서는 전립선특이항원 수치뿐만 아니라 그 증가속도도 고려해서 결정해야 한다.

또한 컴퓨터전산화단층촬영(CT), 자기공명영상(MRI), 뼈스캔과 같은 영상검사를 통해서 전립선암을 발견할 수 있다. 일부 환자에서는 조직검사를 통해 국소 재발을 확인하기도 한다. 국소 재발이 있을 경우에는 일차 치료로 방사선 치료를 고려할 수 있으며, 필요한 경우에는 호르몬 치료를 시행하게 된다. 전신적 재발이 있을 경우에는 전립선특이항원 수치가 일정한 수치를 넘거나 증상이 있을 때 호르몬 요법을 시행할 수 있다.

## 방사선 치료 이후 전립선암 재발의 치료

일차 치료로 수술이 아닌 방사선 치료를 선택했던 환자는 생화학적 재발의 판정 기준이 수술한 환자와 조금은 다르다. 방사선 치료의 경우 전립선을 절제하지 않았기 때문에 정상 전립선 조직이 남아 전립선특이항원을 생성하기도 하기 때문이다. 따라서 방사선 치료 이후에는 전립선특이항원 수치가 수술한 경우보다 높게 유지되고 수치의 변화도 더 심하다. 일반적으로 전립선특이항원 수치가 3회 연속 상승하면 생화학적 재발로 판정된다.

방사선 치료 이후 생화학적 재발로 판정이 된 환자 중에서 재발이 국소 재발로 판단되면, 일부 환자에서는 다시 수술을 하는 근치적 전립선 절제술을 시행해 볼 수도 있다. 하지만 이때에는 방사선 치료로 인하여 조직의 유착이 잘 발생하여 수술이 매우 어려우며, 수술 이후 심한 요실금 등의 합병증이 발생할 가능성이 처음부터 수술을 시행한 경우보다 높다. 따라서 수술적 치료보다는 호르몬 치료를 시행하는 방법이 더 흔히 사용된다.

14

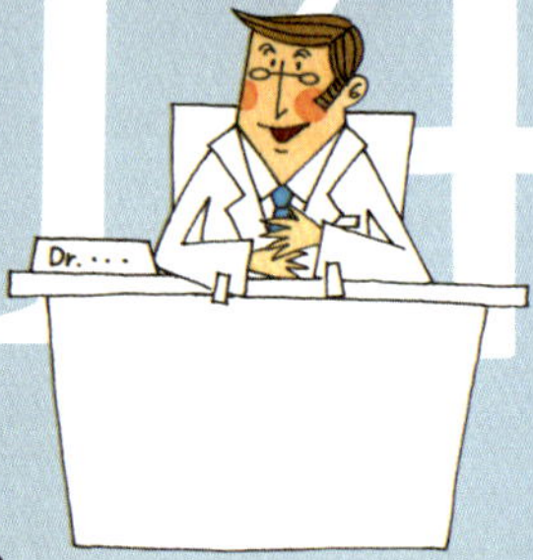


# 전립선암에서 호르몬 치료란?

다른 암과 달리 전립선암에서는 호르몬 치료라는 방법이 있다. 전립선암 세포는 남성호르몬이 있어야 증식을 할 수 있고, 남성호르몬이 없으면 대부분의 전립선암 세포는 줄어들거나 자라지 못하고 가만히 있게 된다. 남성호르몬을 차단하는 방법을 호르몬 치료라고 한다.

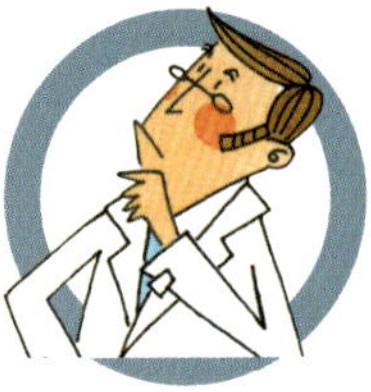

## 호르몬 치료란?

호르몬 치료는 어느 정도 진행된 전립선암을 치료하는 방법으로, 전립선암의 성장에 중요한 역할을 하는 남성호르몬을 차단하는 요법이다. 남성호르몬은 전립선암에 영양을 공급하여 전립선암을 자라게 하는 비료 같은 역할을 한다. 남성호르몬 공급이 중단되면 전립선암은 줄어들거나 성장이 중단된다. 처음 호르몬 치료를 시행하면 대부분의 전립선암이 영상검사에서 보이지 않을 정도로 작아지거나 사라지게 된다.

하지만 일부 전립선암은 남성호르몬이 차단된 상태에서도 생존할 수 있다. 따라서 호르몬 치료는 전립선암을 억제하지만, 전립선암을 완전히 없애지는 못한다. 호르몬 치료는 전립선암의 진행을 늦추어 수명을 연장시키고 암의 크기를 줄여 증상을 완화하는 억제 치료이다.

## 언제 호르몬 치료를 하나?

호르몬 치료는 전립선암이 어느 정도 진행하여 완치 목적의 근치적 치료를 시행하기 어려운 경우에 시행한다. 전립선암이 초기라도 수술이나 방사선 치료를 받기 어려운 경우에도 시행할 수 있다. 또한 수술이나 방사선 치료 이후에 전립선암이 재발한 경우에도 호르몬 치료를 시행한다.

호르몬 치료를 언제부터 시작하는 것이 가장 좋은지에 대해서는 잘 알려져 있지 않다. 일반적으로 전립선암으로 인한 증상이 있는 경우 호르몬 치료를 시작하는 방법이 많이 쓰인다. 즉 전립선암이 뼈로 전이되어 통증이 있거나, 혹은 커다란 암 덩어리가 방광을 막고 있어 배뇨곤란이 나타나는 등의 증상이 있는 경우 호르몬 치료를 시작하는 것이다.

하지만 증상이 없더라도 전립선암의 진행을 억제하기 위하여 증상이 나타나기 전에 호르몬 치료를 시작하기도 한다. 그 외 증상이 없어도 전립선특이항원 수치가 매우 높거나 림프절 전이가 있을 때에는 호르몬 치료를 바로 시작할 수 있다.

## 호르몬 치료는 어떻게 시행하나?

호르몬 치료에는 크게 두 가지 방법이 있다. 첫 번째 방법은 남성호르몬을 만들어내는 고환을 제거하는 수술인 고환제거술을 시행하는 것이고, 두 번째 방법은 약물을 사용하는 약물 요법이다.

수술적 치료와 약물 치료는 기본적으로 동일한 치료로 효과가 동등하다고 생각하면 된다. 호르몬 치료 약제로는 여러 가지 약제가 개발·사용되고 있다. 호르몬 치료 약제는 남성호르몬의 생성을 억제하는 약물과, 남성호르몬이 있더라도 전립선암에 작용을 하지 못하게 하는 약물 두 가지로 분류할 수 있다. 이 두 가지 약제 중 하나를 사용하기도 하고, 두 약제를 병합해서 사용하기도 한다.

## 호르몬 치료의 부작용

호르몬 치료를 시행하여 남성호르몬이 차단되면 남성적인 특성이 사라지는 부작용이 있다. 근육량 감소, 골다공증, 성욕 감퇴, 정신활동 감퇴, 빈혈, 여성형 유방, 안면홍조 등의 부작용이 나타날 수 있다. 하지만 부작용 때문에 약제를 끊어야 할 정도로 심한 경우는 매우 적다.

15

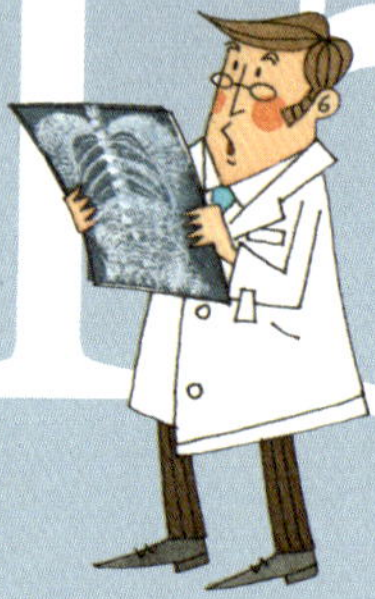

# 거세 불응성 전립선암이란?

호르몬 치료를 시행하면 전립선암이 처음에는 잘 억제되다가, 어느 정도 시간이 지나면 호르몬 치료에 저항하여 전립선암이 다시 자라게 된다. 이렇게 호르몬 치료를 해도 더 이상 억제가 되지 않는 전립선암을 '거세 불응성 전립선암'이라고 한다. 하지만 거세 불응성 전립선암이 되어도 선택할 수 있는 많은 치료가 남아 있다.

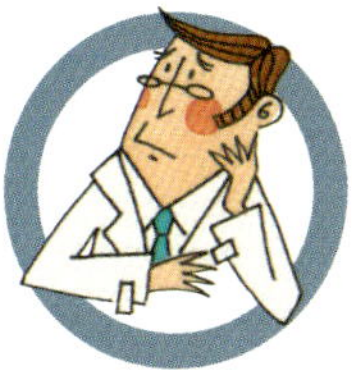

## 거세 불응성 전립선암이란?

호르몬 치료를 시행하면 처음에는 대부분의 전립선암이 억제되어 거의 완치된 것처럼 보인다. 하지만 앞서 언급한 것처럼 호르몬 치료로는 전립선암 세포를 모두 박멸할 수 없고, 일부 전립선암 세포는 자라지는 않지만 죽지 않은 상태로 남아 있다. 이렇게 남아 있는 전립선암 세포 중에서 일부는 어느 정도 시간이 지나면 남성호르몬이 없어도 증식할 수 있는 세포로 변하게 된다.

이러한 전립선암 세포의 변화가 일어나면 호르몬 치료를 시행해도 억제가 되지 않기 때문에 전립선암이 다시 서서히 진행된다. 이렇게 호르몬 치료에 반응하지 않는 암을 거세 불응성 전립선암(CRPC)이라고 하며, 호르몬 불응성 전립선암(HRPC)

이라고 부르기도 한다.

## 거세 불응성 전립선암의 치료

현재까지 거세 불응성 전립선암에서의 일차 표준 치료는 항암화학 요법이다. 흔히 일반인들이 항암 주사라고 부르는 약물 치료를 말한다.

거세 불응성 전립선암에서 일차적으로 사용하는 항암화학 요법 약제는 도세탁셀이라는 약제이다. 이 외에도 카바지탁셀, 마이토잔트론 등 여러 가지 약제를 거세 불응성 전립선암에 사용할 수 있다. 약제마다 다르지만 보통 2~4주에 한 번씩 정맥 주사를 통해 항암 약제를 투여한다.

## 항암화학 요법의 부작용

흔히 항암 주사라고 하면 머리가 다 빠지고 심하게 토하는 등 매우 힘든 치료를 상상한다. 하지만 전립선암에 사용하는 항암제는 비교적 부작용이 적어서 특별한 부작용 없이 2~3년간 치료를 계속 받는 사람도 드물지 않게 있다.

항암화학 요법의 부작용은 약제마다 다르게 나타난다. 일반적으로 흔히 나타나는 항암화학 요법의 부작용으로는 혈구(백혈구, 혈소판, 적혈구)의 감소, 구내염, 탈모, 식욕부진, 독감과 유사한 증상(오한, 근육통) 등이 있다. 어떤 환자는 체액이 저류되어 손과 다리, 발이 붓기도 하고, 호흡곤란과 갑작스런 체중 증가의 발생, 또는 소변량이 줄어드는 증상이 나타나기도 한다. 이런 부작용이 있다면, 증상이 더 악화되는 것을 예방하기 위해 약물 용량을 변경해야 할 수도 있으므로 담당의에게 알려주어야 한다.

## 항암화학 요법에도 반응하지 않을 경우

항암화학 요법을 받는 중에도 암이 진행된다면 보통 치료의 초점은 증상 완화 치료로 바뀐다. 이것은 통증을 경감시키고 병의 말기를 견뎌내면서 삶의 질을 개선시키는 치료법이다.

전립선암은 주로 뼈로 전이가 일어나 말기에는 통증이나 골절 같은 합병증이 많이 발생한다. 뼈의 통증을 완화시키고 골절을 예방하기 위해 3~4주 간격으로 뼈의 대사를 억제하는 약물을 투여하거나 통증을 줄이기 위한 방사선 치료를 하면 효과를 볼 수 있다.

## 거세 불응성 전립선암에 사용할 수 있는 새로운 약제들

이전에는 항암화학 요법에 반응하지 않으면 더 이상 치료할 수 있는 약제가 없었다. 하지만 최근에는 항암화학 요법에 반응하지 않아도 사용할 수 있는 많은 약제들이 개발되고 있다. 일부 약제는 이미 임상시험에서 효과를 입증하여 실제 임상에 사용할 수 있게 되었고, 그밖에 수많은 약제가 개발되어 효과에 대한 임상시험이 진행 중이다.

항암화학 요법에 더 이상 효과가 없더라도 이제 절망할 필요가 없다. 새로 개발된 약제를 사용하거나, 국내 여러 기관에서 진행 중인 임상시험에 참여하여 새로 개발된 약제를 미리 사용해 볼 수 있기 때문이다.

지난 몇 년간 전립선암에 새로운 약제들이 우후죽순처럼 쏟아져 나오기 시작하였다. 이러한 약제들의 효과가 검증되면서 전립선암 치료의 표준이 바뀌고, 전립선암은 새로운 약제들로 인해 새로운 국면에 접어들고 있다.

대표적으로 자이티가(Zytiga)와 엑스탄디(Xtandi)라는 약제가 최근 개발되어 이미 임상에 사용할 수 있게 되었다. 이들은 항암화학 요법보다 부작용이 적은 편이고, 주사제가 아닌 경구용 약제로 되어 있어 복용이 간편하다. 이들 모두 항암화학 요법에 반응하지 않는 전립선암 환자의 생명을 연장시킬 수 있는 효과가 입증되었다.

최근에는 조피고(Xofigo)라는 알파 입자 방출 방사성 의약품이 승인되었다. 이 약제는 뼈에 전이가 있는 거세 불응성 전립선암 환자에서 뼈의 통증을 줄이며 생명을 연장시키는 효과가 입증되었다.

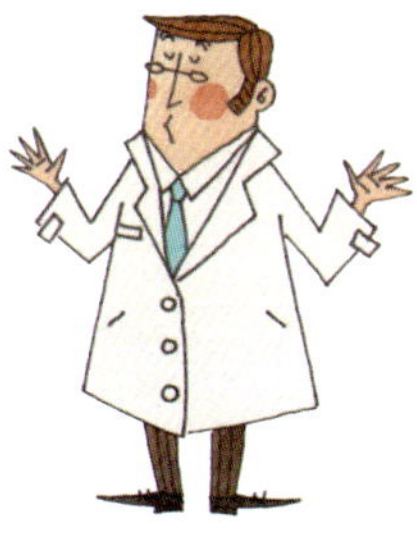

16

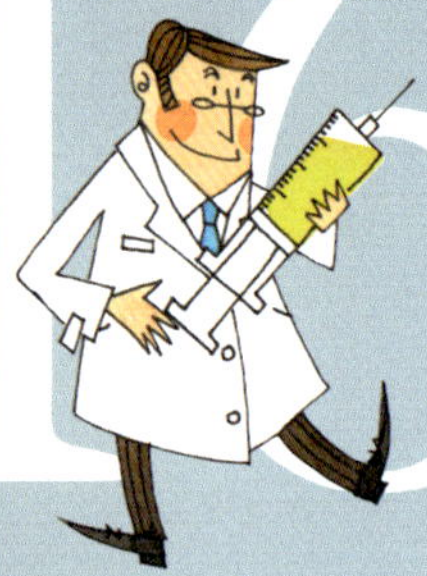

# 전립선암 환자의 건강관리

흔히 암 환자들은 자신의 암에 도움이 되는 건강식품에는 무엇이 있는지 궁금해한다. 하지만 전립선암을 치료할 수 있는 건강식품은 따로 존재하지 않는다. 전립선암에 일부 도움이 되는 음식이 몇 가지 알려져 있지만, 객관적으로 검증이 되지 않아 이러한 식이요법에 지나치게 의존할 필요는 없다.

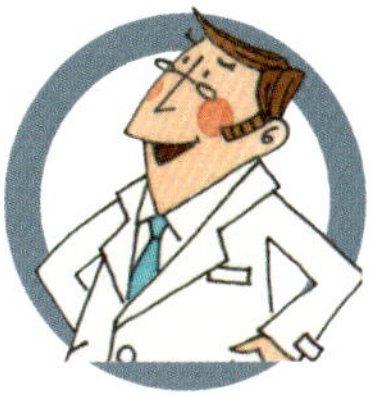

## 전립선암 수술 이후의 건강관리

전립선암 수술 이후에는 흔히 요실금이 발생한다. 하지만 적절한 운동으로 요실금 기간을 단축시킬 수 있다. 항문을 꽉 조여 골반 바닥의 근육을 강화시켜 요실금을 줄일 수 있는 운동으로 '골반저근 운동(케겔 운동)'이 있다. 항문을 꽉 조여 대변을 참듯이 10초 정도 힘을 주었다 힘을 푸는 것을 반복하면 된다. 단, 항문에 힘을 줄 때 배에는 힘을 주지 않는 것이 중요하다.

수술 후 운동은 첫 1개월은 하루 2회 1시간 정도 가벼운 산책으로 시작하여, 서서히 시간을 늘리는 것이 좋다. 수술 후 3개월쯤에는 본인이 평소에 즐기던 운동을 할 수 있다.

식단은 우리 몸에 필요한 영양소를 골고루 받아들이기 위해 다양한 식품을 섭취하는 것이 중요하다. 신선한 과일과 채소를 많이 먹고, 고기는 기름이 적은 부위를 선택하는 것이 추천된다.

### 항암화학 요법을 받는 환자의 건강관리

항암화학 요법을 받는 동안에는 적절한 칼로리의 균형 잡힌 식사로 체중을 유지하고, 단백질이 풍부한 식품(생선, 닭고기, 저지방 유제품, 콩류)을 충분히 섭취해야 한다. 식습관의 변화 및 식욕저하는 암 자체의 증상에 의해서나 항암 치료의 부작용으로 발생할 수 있다. 이런 경우에는 식사나 간식을 1~ 2시간마다 조금씩 자주 하는 것이 도움이 된다.

항암화학 요법을 받고 있는 환자에게는 구내염이나 인후통이 흔히 생길 수 있는데, 이런 경우 부드럽고 담백한 음식과 미지근하거나 찬 음식을 먹는 것이 증상을 완화시키는 데 도움이 될 수 있다. 항암 치료 후 백혈구 수치가 낮을 때에는 감염의 위험성이 커지므로 조리가 되지 않은 생과일이나 생야채 등은 세균이 섞여 있을 가능성이 높아 피하는 것이 좋다. 잘 조리된 채소나 과일 통조림은 문제가 없다.

Hospital Memo

## 서울대학교암병원 비뇨기/전립선암센터 협진진료 시스템

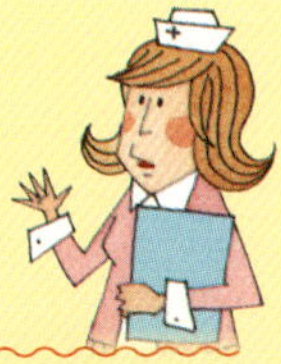

서울대학교암병원 비뇨기/전립선암센터에서는 전립선암 등의 비뇨기 종양에 대한 최적의 치료 방법을 선택하기 위해 필요 시 비뇨기과, 혈액종양내과, 방사선종양학과, 영상의학과, 핵의학과 이외 다른 과가 협진에 참여하기도 하는데, 이들 우수한 의료진이 동시에 환자를 직접 면담 진료하는 '다학제간 협력진료(Multidisciplinary Care)'를 시행한다.

각 진료과에서 여러 분야 전문의들과 깊이 있는 상의가 필요하다고 판단되는 경우, 환자 및 의사를 확인한 후 다학제간 협력을 의뢰하여 별도의 다학제 협진 진료 예약을 시행한다.

이러한 노력을 통하여 포괄적이고도 균형 있는 진단 및 치료 방법을 결정할 수 있고, 다양한 치료법 중에서 환자별로 최적화된 선택이 가능하다.

# Q&A 전립선암에 대한 궁금증 17가지

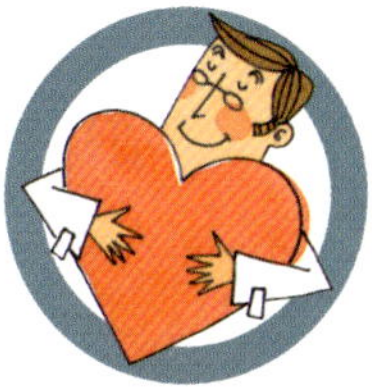

**Q** 전립선 비대증이 심해지면 전립선암이 되나?

**A** 그렇지 않다. 전립선 비대증과 전립선암은 모두 연령이 증가함에 따라 발병률이 증가하는 질환이지만, 발생 기전과 발생 위치가 다르기 때문에 전립선 비대증이 심해져도 전립선암 발생이 증가하지는 않는다. 따라서 전립선 비대증은 전립선암의 위험인자가 아니다.

**Q** 전립선암의 조기진단은 어떻게 하나?

**A** 전립선암은 조기에 발견하면 완치가 가능한 질환으로 조기진단이 중요하다. 전립선암의 선별검사(Screening test)는 간단한 혈액검사로 전립선특이항원(PSA) 검사를 시행하여 진단할 수 있다. 전립선특이항원 검사에서 수치가 높게 나온 경우 전립

선 조직검사를 시행하여 전립선암 여부를 확진하게 된다.

**Q 전립선특이항원(PSA) 수치가 높으면 모두 암인가?**

**A** 그렇지 않다. 전립선특이항원 수치는 전립선암 이외에도 여러 가지 상황에서 증가하기 때문에 전립선특이항원 수치가 높아도 전립선암이 아닌 경우가 많다. 전립선특이항원 수치가 4ng/ml 이상인 경우라도 실제로 전립선암일 확률은 25~50% 정도이다. 치료가 필요하지 않은 전립선암을 제외하고 전립선특이항원 수치가 아주 높은 경우를 제외하면 이러한 확률은 더욱 감소하기 때문에, 전립선암을 진단하기 위해서는 확진 검사인 조직검사가 필요하다.

최근에는 불필요한 조직검사를 피하고 보다 정확한 진단을 위해 서울대학교 전립선암 병기 계산기를 활용하고 있다. 이 전립선암 병기 계산기를 이용하면 조직검사가 필요한 사람들을 보다 정확하게 선별할 수 있다.

**Q 어떤 경우에 전립선특이항원(PSA) 수치가 상승하나?**

**A** 전립선특이항원 수치는 전립선암일 경우 증가한다. 하지만 전립선암 이외에도 전립선 비대증, 전립선 염증, 하부요로폐색, 외상 등 다른 상황에서도 전립선특이항원 수치가 상승할

수 있다.

**Q 병기에 따른 전립선 암의 치료 방법은 어떻게 되나?**

**A** 위험도가 낮거나 중등도인 국소 전립선암(1~2기 정도의 전립선암)에 대해서는 대기요법(추적 관찰하면서 전립선암의 진행 여부를 관찰한 후 치료를 결정하는 방법), 근접 방사선 치료, 체외 방사선 치료, 수술(근치적 전립선 적출술) 등을 시행할 수 있다.

호르몬 치료는 수술적 치료를 할 수 없는 경우, 수술 후 국소침윤이 있는 경우, 재발을 낮출 목적으로 호르몬 치료를 병용하여 사용하는 경우, 전이성 전립선암인 경우 등에 사용된다. 그외 고강도 집중 초음파 요법이나 냉동 치료는 아주 위험도가 낮은 전립선암이거나 다른 치료가 어려운 경우 선택적으로만 사용한다.

**Q 호르몬 치료의 부작용에는 어떤 것들이 있나?**

**A** 호르몬 치료는 남성호르몬을 억제시키는 치료이기 때문에 남성호르몬 부족에 의한 증상들이 부작용으로 나타날 수 있다. 대표적인 호르몬 치료의 부작용으로는 발기부전, 안면홍조, 피로, 골다공증, 고콜레스테롤혈증, 빈혈 등이 있을 수 있다.

### Q 전립선 조직검사 후에 후유증이 올 수 있나?

A 전립선 조직검사는 항문을 통하여 바늘을 찔러 전립선 조직을 채취하는 검사로 부작용이 있을 수 있다. 가장 흔한 부작용은 대변이나 소변으로 피가 나오는 부작용으로 2~20%에서 발생하며, 특별한 치료 없이 호전되는 경우가 많다.

전립선 조직검사 이후 가장 크게 문제가 되는 부작용은 시술 후 발생하는 급성 전립선염이다. 항문을 통해서 전립선 조직검사를 시행하기 때문에 항문에 있을 수 있는 대장균이 전립선 쪽으로 감염되어 발생하는 것으로 약 2%에서 발생한다. 대부분 항생제로 치료되지만, 극히 일부에서는 패혈증까지 생길 수 있기 때문에 비뇨기과 의사들이 예방을 위해 시술 전 처치를 하는 등 상당히 주의해야 하는 부작용이다.

또한 시술 후 전립선에 발생한 부종으로 소변을 보지 못하는 요폐가 나타나는 부작용이 있을 수 있으며, 이러한 경우 부종이 호전될 때까지 도뇨관을 삽입해야 한다. 이 밖에 시술 시 주삿바늘로 인한 불안감, 통증 등의 부작용이 있을 수 있다.

### Q 전립선암의 재발은 어떻게 알 수 있나?

A 전립선암을 치료하고 나면 전립선특이항원 수치가 떨어지게 된다. 수술 치료(근치적 전립선 적출술)를 시행한 경우 전립선

특이항원 수치는 0에 가까우며, 방사선 치료를 시행한 이후에도 전립선특이항원 수치는 크게 감소한다. 전립선암의 재발은 이렇게 감소하였던 전립선특이항원 수치가 다시 상승하는 것으로 발견할 수 있다. 따라서 전립선암을 치료한 이후에는 반드시 혈액검사를 통하여 전립선특이항원 검사를 주기적으로 받아야 한다.

### Q 전립선암이 재발되었다면 치료 방법은?

A 일반적으로 수술 치료 이후에 전립선암이 국소적으로 재발한 경우에는 방사선 치료를 시행한다. 방사선 치료 이후 전립선암이 국소적으로 재발한 경우에는 수술 치료를 시행할 수 있지만, 수술이 매우 힘들고 합병증의 가능성이 높아져 흔히 수술을 하지는 않고 호르몬 치료를 시행하는 경우가 많다. 다른 장기로 전이되어 재발한 전립선암의 경우에는 일반적으로 호르몬 치료를 고려하게 된다.

### Q 전립선암이 재발하였다면 성기능에 문제가 되나?

A 아니다. 치료 이후 성기능이 감소하는 것은 수술 치료나 방사선 치료를 받는 과정에서 음경으로 가는 혈관과 신경이 손상을 입기 때문에 발생하는 경우가 많다. 따라서 전립선암이 재

발하여 성기능이 감소하는 경우는 극히 드문 일이라 할 수 있으며, 성기능이 감소하더라도 전립선암의 재발을 걱정할 필요는 없다. 하지만 전립선암이 다른 장기로 전이되어 재발한 경우 보통 호르몬 치료를 하게 되는데, 호르몬 치료를 시행하면 약물에 따른 부작용으로 성기능이 감소할 수 있다.

**Q 전립선암을 사전에 예방할 수 있는 방법은?**

**A** 모든 암이 다 그렇듯이 특별한 예방법은 없으나, 평소 식생활에서 지방질이 너무 많은 육류 등의 음식은 가급적 피하는 것이 좋다. 전립선암 발생률이 동양인에 비해 훨씬 높은 서구인의 식사에는 동물성 지방과 단백질이 많은데, 이러한 동물성 지방 섭취량과 전립선암의 발생 빈도 및 사망률 사이에는 밀접한 연관관계가 있는 것으로 알려져 있다. 고열량의 동물성 지방이 많이 포함된 식사를 즐긴다면 전립선암에 걸릴 확률은 높아지는 셈이 되므로 가급적 이것을 피하는 것이 전립선암의 예방에 좋다. 녹황색 채소를 매일 섭취하는 것이 전립선암 예방에 매우 중요한데, 녹황색 채소에는 호박, 당근, 시금치, 상추, 녹색 아스파라가스 등이 있다. 신선한 과일 등도 전립선암의 예방에 좋은 것으로 알려져 있다.

한국인이나 일본인이 많이 먹는 된장이나 두부 등 콩으로

이 전립선특이항원 검사를 받을 것을 권유하기도 한다.

### Q 자전거 타기는 전립선암에 나쁜가?

A 자전거는 안장에 의해 전립선 주변이 압박을 받고 회음부가 반복적으로 부딪치면서 주변 신경과 혈관 손상을 초래하기 때문에 전립선에 좋지 않은 영향을 미칠 수 있다. 특히 전립선염 등 전립선 질환이 있는 환자는 특히 주의해야 한다. 하지만 자전거를 타는 것이 전립선암을 일으키거나 전립선암을 악화시킨다는 증거는 없다.

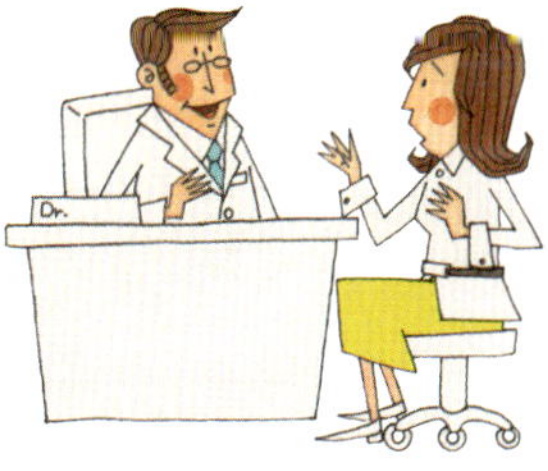